健康にキレイにやせる

まごにわやさしい
簡単ダイエットレシピ

BEST 40

骨盤ダイエットの
スペシャリストと
元タニタ社員食堂初代
管理栄養士が考案

骨盤ダイエット専門サロン バリュー 代表／柔道整復師
隅垣麻理子

管理栄養士
後藤恭子 [食事指導・レシピ作成]

医学博士
永田孝行 [監修]

評言社

はじめに

　私はこれまで多くのお客様のダイエットに関わってきましたが、「なかなかやせられない」という方には"ある共通点"があります。

　それは体質でも年齢でも生活リズムでもありません。多忙で生活が不規則であってもキレイにダイエットに成功する方はたくさんいます。また、やせられない人もけっして「努力をしてこなかった」わけではないということも見えてきました。

　では、やせられない人の共通点は何でしょうか。

　それは、ダイエットのためによかれと思ってしている行動が、じつは「太る行動」になってしまっている、ということなのです。

　ダイエット (diet) の語源はギリシア語で「生き方」を意味する diaita で、本来は「健康的な体型になるための食事療法または食事そのもの」を指す言葉です。

　しかし現代では、「ダイエット＝やせる」や「ダイエット＝減量」という認識が一般的です。しかもダイエットは、「厳しい食事制限＋つらい運動」というイメージがまだまだ強く、高い目標を掲げダイエットを決意すると、突然今までとまったく違う食生活と激しい運動を始める人が多いのが現状です。

　何年もかけてじわじわ増えた体重をわずか2、3か月で10キロ以上も減らしてしまう急激な減量は、その人にとって無理やガマンを強いることも多く、せっかく結果が出たとしても、ほとんどの場合、その辛い生活を長く続けることができず、リバウンドしてしまう確率がとても高いのです。涙ぐましい努力をしたのに非常に残念ですし、本当に「もったいない！」と思います。

　ダイエットのゴールは、まず「太りやすい食事」が習慣になっていることに気づき、少しずつ直していき、「食に対してストレスがなくなる状況を作る」ことです。厳しい食事制限などに耐えて一時的にやせることができても、「これを食べたら太ってしまう」「食べた分しっかり動かないと…」と恐怖におびえなが

ら生活していくのでは、真のダイエットの成功とはいえません。

目指すのはあくまで、食事の満足度を減らさず、結果として太りやすい食べものがだんだん欲しくなくなり、食事を楽しみながら食べ過ぎもない、ということです。そんな状態が習慣化されれば、必然的に体脂肪は減り、体重は落ちていきます。ガマンしていないのでリバウンドもしません。

運動でダイエットを成功させようとすると、1週間に2回しか運動しなければ週2回しかやせるチャンスがありません。しかも途中でやめてしまえば、残念ながら0にリセットされてしまいます。

その点、食事は1日3食、1週間で21回もチャンスがあります。生きている限り食事をしないことはないので、とても効率がよく、さらに体にいい食事が次第においしく感じられるようになってきます。

現代は多くの情報にあふれています。本気でやせたいのに、自分に合った正しい方法がわからないことで、一人で不安になったり、選択できずに混乱してしまったり、「頑張っているのにやせられない」ということが起きてしまいます。

「何をどうやって食べれば健康的にやせられるのか」を知っていただき、本来体が欲している栄養素を摂取し、おいしく、楽しく、理想の体を作るきっかけになればという思いから、元タニタ社員食堂初代管理栄養士である後藤恭子先生と共に本書を執筆いたしました。

やせることで心も体も軽くなり、もっとオシャレができて、人生が明るくなります。私自身、二児の母で自分の時間もなかなか作れない現状ですが、本書のレシピは忙しい人にもピッタリなものばかりです。

この本で、あなたの食への向き合い方や体が変化していくことを実感していただければ幸いです。

隅垣　麻理子

はじめに

chapter 1

\基本編/ ダイエット食の基礎知識 ………………… 7

どうして太る? どうやったらやせられる? …………………… 8
正しい「ダイエット」って何? ………………… 10
キレイにやせるダイエット食5つの基本ルール

- ルール1　バランスよく食べる………………… 14
- ルール2　1日3食きちんと食べる ………………… 16
- ルール3　食習慣をダイエットモードに ………………… 18
- ルール4　やせる食べ方を実践する ………………… 20
- ルール5　継続が大事………………… 22

chapter 2

\実践編/ どんなものをどうやって食べればいいの? …… 25

- 01　「ま・ご・に・わ・や・さ・し・い」を食べましょう………………… 26
- 02　健康的にやせられるダイエットメニューの作り方 ………………… 28
- 03　低GI値の食品を選びましょう………………… 30
- 04　カロリーは調理の工夫次第 ………………… 32
- 05　味付けの基本は ………………… 34
- 06　賢い外食とお惣菜の選び方 ………………… 36
- 07　太らないおやつとアルコール ………………… 38

chapter 3

「まごにわやさしい」簡単ダイエットレシピ ………………… 41

基本のレシピ／缶詰／味噌汁 ………………………………… 42

＊肉のメニュー

1 鶏つくね焼き ………………………………………………… 44

2 ささみのごまだれホイル焼き ポテトサラダ添え ………… 46

3 鶏肉のクリーム煮 ………………………………………… 48

4 鶏肉の香り焼き …………………………………………… 50

5 鶏肉のトマトソース煮 …………………………………… 51

6 牛肉と野菜の細切り炒め ………………………………… 52

7 牛肉の粒マスタードクリーム煮 ………………………… 54

8 牛肉のマリネ ……………………………………………… 56

9 焼き肉サラダ ……………………………………………… 58

10 豚しゃぶ鍋 ………………………………………………… 59

11 ポークソテー ヨーグルトソースかけ ………………… 60

12 豚肉のピーナッツ煮 ……………………………………… 62

13 豚肉のトマトシチュー …………………………………… 64

14 冷しゃぶ …………………………………………………… 66

15 豚ヒレ肉のレモンあんかけ ……………………………… 68

＊魚のメニュー

1 白身魚のクリームソースかけ …………………………… 70

2 さばの味噌だれ焼き ……………………………………… 72

3 白身魚のムニエル カレー風味 ………………………… 74

4 サーモンのバター焼き …………………………………… 76

5 刺身サラダ ………………………………………………… 77

5

＊大豆と卵ときのこのメニュー

1 大豆まるごとハンバーグ …………………………… 78

2 生揚げと野菜の中華炒め ………………………… 80

3 豆腐ステーキ ……………………………………… 82

4 豆腐のピカタ ……………………………………… 83

5 炒り豆腐 …………………………………………… 84

6 煮奴 ………………………………………………… 85

7 ふくさ焼き ………………………………………… 86

8 五目炒り卵 ………………………………………… 88

9 きのこのチーズ焼き ……………………………… 90

10 卵と野菜のグラタン ……………………………… 91

＊缶詰などを使ったもう一品

1 いわし缶のみぞれ和え …………………………… 92

2 ツナ缶の温野菜和え ……………………………… 93

3 さんま缶のチーズ焼き …………………………… 94

4 さば缶とポテトのカレーソテー ………………… 95

5 サラダチキンサラダ ……………………………… 96

＊味噌汁いろいろ

1 豚汁 ………………………………………………… 97

2 あさりの味噌汁 …………………………………… 98

3 豆乳入り味噌汁 …………………………………… 98

4 牛乳入り味噌汁 …………………………………… 99

5 落とし卵の味噌汁 ………………………………… 99

食品別 GI 値リスト …………………………………… 100

ダイエットノート ……………………………………… 106

chapter 1

基本編

ダイエット食の基礎知識

いままでいろんなダイエットを試してもやせられなかった人は、
正しいダイエットの知識がなかったから。
基本のルールをまず知って、ここからがスタートです。

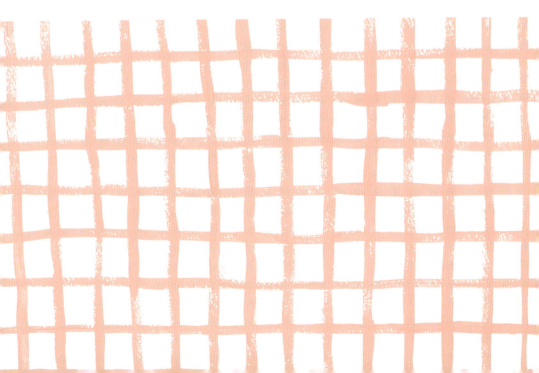

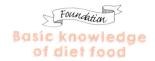

どうして太る？
どうやったらやせられる？

ダイエットの基本は「代謝を上げる」

　今のあなたの体は、あなたが過去食べてきたものでできています。今まで「何」を「どのくらい」食べてきましたか。「そんなに食べてないのに太った」という人がいますが、食べずに太ることは不可能です。太ってしまった人は、自分の代謝以上に多く摂取していることに気がついていないことがほとんどです。

　ダイエット成功の決め手となるキーワードは「代謝」です。

　「ダイエットをしてもなかなかやせない」だけでなく、「以前と食生活を変えていないのに太った」「最近、疲れがなかなかとれない」「冷えやむくみが気になる」という女性の声をよく耳にします。じつは、これらの原因には、「代謝」という人体のメカニズムが低下していることが大きく関わっているのです。

基礎代謝を上げてやせやすい体をつくる

　代謝とは「外から取り入れた食べ物を全身に運んで合成・分解して活用し、不必要になったものを体外に出すという」仕組みです。

　人体は60兆個もの細胞からできています。この代謝の働きは、まさにわたしたちの「いのち」を維持するために欠かすことができないメカニズムです。代謝の約7割を占めるのが「基礎代謝」です。基礎代謝とは「内臓を働かせたり、体温を維持したりするなど、生きていくために最低限必要な活動のために使われるエネルギー」です。

　1日のエネルギー消費の内訳では基礎代謝が70％を占めています。筋肉は睡眠中に活動しないため、基礎代謝の82％は内臓で消費されています。純粋な筋肉を1kg増やすためには1年かかることから、極端な筋肉運動でやせるというのは現実的ではありません。**内臓機能を高めて代謝を上げることがダイエットの近道です。**

　また、基礎代謝量は年齢とともに減少します。図を見ていただければおわかりのように、

chapter 1 ** 基本編　ダイエット食の基礎知識

30代の女性の1日平均基礎代謝量は、17歳と比べて130kcalも低いのです。それは1年にすると、なんと約5.2kgも太る可能性があるということです。

前と食べる量は変わっていないのに太るという人は、加齢とともに代謝が落ちるということに気づかずに今までの生活を続けているからです。

基礎代謝を上げて、やせやすく太りにくい体をつくること。これが「ＰＣＬ骨盤ダイエット」の最大の目的です。

● 代謝促進で「やせやすい体」づくり

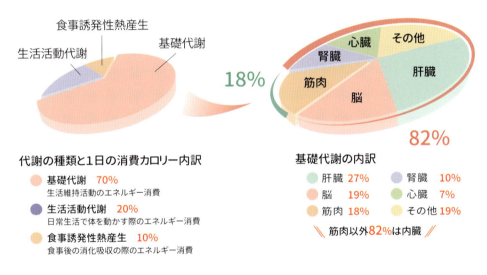

代謝の種類と1日の消費カロリー内訳
- 基礎代謝　70%
  生活維持活動のエネルギー消費
- 生活活動代謝　20%
  日常生活で体を動かす際のエネルギー消費
- 食事誘発性熱産生　10%
  食事後の消化吸収の際のエネルギー消費

基礎代謝の内訳
- 肝臓　27%
- 脳　19%
- 筋肉　18%
- 腎臓　10%
- 心臓　7%
- その他　19%

筋肉以外82%は内臓

● 基礎代謝と脂肪の関係

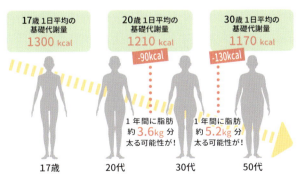

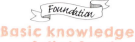

正しい「ダイエット」って何？

「ダイエット」の本来の意味は、「生活習慣」「健康的な生活」ということ。
つまり、「なぜ体重が増えてしまったのか？」
その原因を見つけて改善をすることです。

いま、やせているのに「もっとやせたい」とダイエットに励んでいる若い女性がたくさんいます。短期間で極端な減量、食事量を減らす、ハードな運動をする。そして、糖質抜きダイエット、1日1食ダイエット、朝食抜きダイエットなど、マスコミによるさまざまなダイエット情報に翻弄されています。このような極端なダイエットは、身体に必要な栄養バランスを乱すとともに、我慢がストレスとなり、ついにはストレスが爆発してやけ食いとなり、結果的にリバウンドで元に戻ってしまったり、ダイエット以前よりも太ってしまう人も少なくありません。さらに、無理なダイエットや偏った食生活を続けていると、貧血、生理不順、栄養失調、骨粗しょう症など、さまざまな症状が出てきます。

ダイエットとは、**正しい方法で食事をコントロールして、肥満やさまざまな病気の予防や改善をはかり、あなた自身の適正体重を目指すこと**です。

つまり、ダイエットは、肥満や、以前よりも太ってしまったという人が行うもの。もしあなたのBMIが20以下、標準体重より大幅に少ないのであれば、減量をする必要は全くありません。

自分のBMIは？ 標準体重は？

まずは、自分のBMIを計算してみましょう。
「自分の標準体重は何kgなのか？」「BMIの数値はいくつなのか？」を知ることです。「やせ」あるいは「肥満」の数値が出た人は、食習慣などの日常生活を見直し、「普通」の範囲になるよう意識して生活を送ってください。

現状を認識したうえで、正しい食事の摂り方を理解し、健康的な体をつくって、健康的な生活を送ること。それがダイエット本来の意味であり、正しい「ダイエット」です。

「あなたは本当にダイエットをすべきなのか」「すべきだとしたら、何キロ落とさなければいけないのか」もう一度考えてみましょう。

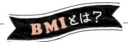

BMIは、body mass index の略で、肥満度を示す指標として国際的に用いられている体格指標。統計学的にその体重の人の疾病率が最も低い値が22であることから、BMIの基準値を22としている。

✦ **BMIの計算式**
　BMI値＝体重（kg）÷身長（m）÷身長（m）

✦ **目標とするBMIは、18〜49歳の場合**
　18.5未満＝やせ　　18.5〜24.9＝ふつう　　25以上＝肥満

✦ **標準体重とは？**
　BMI22を基準として、身長から体重を計算

✦ **標準体重の計算式**
　標準体重＝身長（m）×身長（m）×22

● 体格の状況 2015年度（女性）

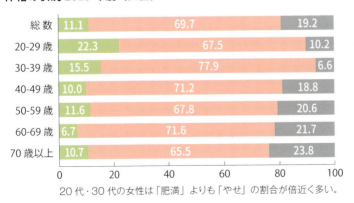

20代・30代の女性は「肥満」よりも「やせ」の割合が倍近く多い。

出典：　2015年国民健康・栄養調査（厚生労働省）

摂取エネルギーと消費エネルギーのバランス

健康的にキレイにやせるためには、

- 自分の必要摂取量を理解して食事はきちんとバランスよく摂る
- 活動的な生活を送る、運動を生活の一部に組み込むことで消費エネルギーを増やす

ことが大切です。

やせるためには**エネルギーの収支バランスをコントロール**することです。

食事による摂取エネルギーが体で消費されるエネルギーを上回ると、余ったエネルギーは脂肪として蓄えられてしまいます。反対に摂取エネルギーよりも消費エネルギーが多ければ、体重は減りますが、栄養バランスが悪かったり、極端に摂取エネルギーが少なければ、体に不調があらわれます。

摂取エネルギーと消費エネルギーが同じなら、体重は変わりませんが、どちらも少ない場合は問題です。食べる量が少ないとエネルギー不足とともに必要な栄養素も不足するので、健康な体づくりが行われません。また、エネルギー不足が長く続くと、体が少ないエネルギーで活動しようとして基礎代謝が低くなります。そして活動量が少ないと体重は維持できるものの減りにくくなります。

カロリーとエネルギー産生栄養素バランス (PFC バランス)

一方、食事のカロリーは熱量であって栄養素ではありません。カロリーを抑えるために極端に脂質を減らしたり炭水化物を抜いたりすれば、体重は減りますが、それでは栄養に偏りがでてきます。

食事のエネルギー構成比をみれば、各種栄養素が不足せずバランスよく摂取できているかがわかります。さらに、それぞれの栄養素を構成している成分（例えば脂肪の場合は飽和脂肪酸、炭水化物の場合は食物繊維など）にもそれぞれ目標値はありますので、考慮する必要があります。

ダイエットでは、P：たんぱく質、F：脂質、C：炭水化物の比率のうち、Pを増やしてFとCを減らす工夫が必要です。栄養バランスが極端に偏った食事を続けていては、健康的にキレイにやせることはできません。エネルギー産生栄養素バランスを考えた健康的な食事をするようにしましょう。

摂取エネルギーと消費エネルギーのバランス

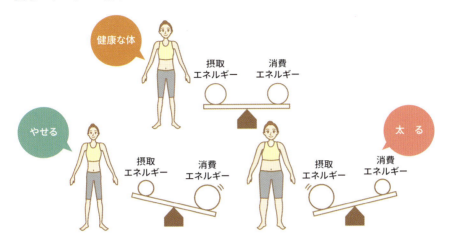

1日のエネルギー必要量

	女性18～29歳	女性30～49歳
身体活動レベルⅠ（低い）	1,650kcal	1,750kcal
身体活動レベルⅡ（普通）	1,950kcal	2,000kcal

「日本人の食事摂取基準（2015年版）」

- 身体活動レベルⅠとは、生活の大部分が座位で、静的な活動が中心の場合。少ないエネルギー消費量に見合った少ないエネルギー摂取量を維持することになるため、健康の保持・増進の観点からは、身体活動量を増加させる必要がある。
- 仕事の内容が"デスクワークが主"という人は、活動量を増やして、消費エネルギーと摂取エネルギーを上げることを目標に！

エネルギー産生栄養素バランス（PFCバランス）の目安

- 食事エネルギー産生栄養素バランスとは、エネルギーを産生する栄養素（たんぱく質・脂質・炭水化物（アルコールを含む））のエネルギー比率を表したもの。
- 以前はPFCバランスといわれていたが、「日本人の食事摂取基準（2015年版）」から名称が変更され、目標値が新たに設定された。

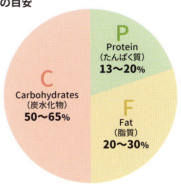

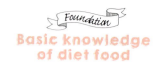

キレイにやせるダイエット食5つの基本ルール
ルール1 バランスよく食べる

　人間は、食物を食べなければ生きていくことはできません。そして健康に生きていくためには食物を正しく食べなければなりません。間違った食べ方で病気になり、正しい食べ方で健康になります。食べることで健康にも病気にもなります。

　ダイエットで大切なことは、正しい食べ方で健康にやせるということ、それには栄養バランスのよい食事を摂ることです。

栄養バランスのよい食事でやせやすい体に

　私たちが必要とする栄養素は、PFCにビタミンとミネラルを加えた「たんぱく質」「炭水化物」「脂質」「ビタミン」「ミネラル」の5大栄養素です（これに「食物繊維」を加え、6大栄養素ということもあります）。

　たんぱく質を多く含むものには、肉類・魚介類・卵・大豆製品があり、炭水化物を多く含むものはごはん・パン・麺類・芋類です。さらに脂質を多く含む油脂類・肉の脂身など、食品にはさまざまな栄養素が含まれ、それぞれ大切な働きをしています。

　これらの栄養素は、1日に必要な量があり、不足したり食べ過ぎたりすると、体に支障をきたします。

　体に必要な栄養素をバランスよくきちんと食べれば、体はそれ以上余分な食べ物を欲しがらないようになっていて、自然に食欲を抑えることができます。また、バランスのよい食事をしていると、**新陳代謝が活発になり、脂肪を蓄えにくい体**になっていきます。

　ひとつの食品のみを食べ続けるダイエット法がありますが、必ず体調不良を起こします。バランスよく食べるには、いろいろな種類の食品をまんべんなく適量を食べることが大切です。

バランスのとれた食事を心がけましょう

● 5大栄養素とその働き

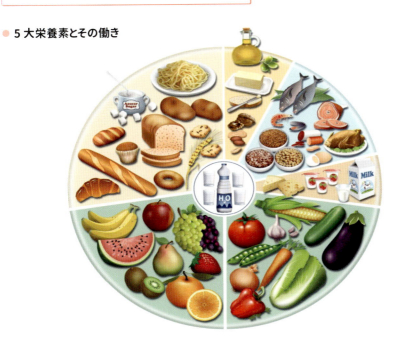

たんぱく質	体をつくる。筋肉、内臓、皮膚、血液など体の主要な構成成分。
炭水化物	体を動かすエネルギー源となる。糖は脳のエネルギー源にも。
脂質	体を動かすエネルギー源となる。
ビタミン	体の調子を整える。ＰＦＣの分解や合成を助ける働き。
ミネラル	体の調子を整える。ヒトの体に必要なミネラルはカルシウム、鉄、ナトリウムなど16種類。

　これらの食品すべてを毎日きちんと食べるのは、なかなかむずかしいですが、多い日や少ない日があっていいのです。1週間を平均して考えて、これらの食品を食べることができていれば、栄養のバランスのよい食事をとっているといえるでしょう。

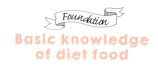

ルール2 1日3食きちんと食べる

なぜ1日3食がよいの？

朝・昼・夕3回の食事が必要なことには、2つの理由があります。
　①人間の体内に備わっている生体リズムにあわせて3食を摂ることが健康によいから。
　②1日に必要な栄養素は3食食べないと充足できにくいから。

朝食の必要性

　人間の脳の視床下部に備わっているとされている「体内時計」が、食事や睡眠、活動などの生体リズムをコントロールしています。
　生体リズムは本来1日25時間の周期で動いていますが、日周リズムは1日24時間です。それをリセットする役割をするのが、主に朝食を食べることと朝日を浴びることです。
　さらに朝食を食べることで、静的な副交感神経から動的な交感神経に切り替わりやすくなり、1日トータルの消費カロリーと代謝が上昇します。
　朝食で必要最低限の栄養素を摂取するために、飲料を除いて3品以上のメニューを揃えましょう。

昼食で栄養素を効果的に補給

　日中は最も活動的で消費エネルギーが高いので、食事量は多くても大丈夫です。昼食を食べることで午後から活動するためのエネルギーを摂取するとともに、不足しがちな栄養素（たんぱく質、ビタミン、ミネラルなど）を補給するよう意識しましょう。
　外食は炭水化物過多になりがちですので、気をつけてください。しっかり昼食をとれば、自然と間食も減ってきます。

夕食は炭水化物の量に注意

夕食には、その日に消費された栄養素や、睡眠中に進められる骨や筋肉作りに必要なたんぱく質やミネラルを補給する働きがあります。

特に夕食で注意すべきなのは、炭水化物の量です。おおよそごはん 80 ～ 100 g（こぶし1つ分が目安です）を規定量として、食べ過ぎないようにしましょう。適正な量を守れば、極端な糖質制限などをする必要はありません。

できれば夕食はあまり遅い時間に摂らないように。そして就寝近くの飲食はやめましょう。

朝・昼・夕3回の規則的な食事が1日のリズムを守ります。食事の乱れは生活の乱れにつながります。そのためにも食事は3食きちんと食べることを習慣づけましょう。

● **理想的な食事配分**

理想的な食事	朝3	昼4	夕3
ダイエット食	朝4	昼4	夕2
夕食に偏りすぎた悪い例	朝2 昼2	夕6	
朝食を食べない悪い例	昼5	夕5	

これが目標！

- 日本人の食習慣は、朝は手軽に、昼は外食、夕食に比重が偏りがち。
- 栄養学的に理想の食事配分は、3：4：3。
- やせることを意識するなら、4：4：2を目標に。
- 朝食抜きは脂肪をため込みやすい体をつくる。
- 昼食はしっかり食べても、活動でエネルギーが消費される。
- 余分なエネルギーを脂肪に変える働きは寝ている間に活発になるので、夕食が多いと太りやすい。

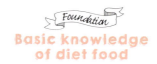

ルール3 食習慣をダイエットモードに

やせる生活習慣に

太る人は太るような生活をすることで太ります。

「どうして太ってしまったのか」太っていなかったときの生活を思い出してみてください。必ず原因があると思います。「あの頃はもう少し活動的な生活をしていた」「おやつを食べることがあまりなかった」「運動をしていた」「外食はあまりしていなかった」等、原因がわかったら、その生活に戻せばよいのです。

つまり生活習慣を改善し、**改善した生活習慣をあなたの日常の生活習慣にすること**で、ダイエットは成功します。

ダイエットモードの食習慣とは

必ず守ってほしいやせる食習慣は以下の3つです。

❶ 腹八分目を守る
❷ 就寝3時間前から飲食しない
❸ 間食習慣をなくす

1週間続けると腹八分目でも満足できる

ダイエットでは、食事のカロリーをおさえることより、食事量を減らすことのほうが重要です。過食を続けると胃の受入量が増加してしまい、日常的に過食になり、その状態で食事量を減らすと不安に感じるようになります。胃は食事量を感知して膨張度合いを調節します。しばらく少食を続けていると、その分の受入量でリセットするようになります。胃と脳内摂食中枢が慣れて腹八分目でも十分満足できるようになるのです。

少食によってエネルギー不足になると、体内の貯蔵エネルギー（体内脂肪）が使われ、体脂肪が消費されやすくなります。

chapter 1 ✳✳ 基本編　ダイエット食の基礎知識

就寝 3 時間前には食事を終わらせる

　通常は、就寝 2 時間前から飲食しないようにすることで、ホルモンや自律神経が活発に働きます。特にダイエット時には就寝 3 時間前からの飲食を控えることがとても有効です。

　就寝近くの時間帯に飲食すると、エネルギーが蓄積されて体脂肪が増えるだけではありません。就寝中に分泌されるホルモンへ影響し、自律神経が乱れる原因になります。自律神経が乱れると、体温が下がり、生活活動代謝が低下します。それによってエネルギーの発散が減って太りやすくなるのです。

　また、成長ホルモンの働きを悪化させて肌の新陳代謝が遅れ、お肌のダメージにつながります。翌日の朝食が食べられずに便秘の原因にもなります。就寝前の飲食にいいことはひとつもありません。

　もし、何も食べずに残業して、夜遅くに家に帰ったら？　そのときは、できるだけ消化のよいもの、カロリーの低いものを、極力量をおさえて食べるようにしましょう。

間食の有無で食生活が判断できる

　空腹感は体内の栄養不足を補うための脳からの信号です。ダイエットのために食事量を減らしていたとしても、朝・昼・夜の食事をバランスよくしっかり食べていれば、自然と間食が減ってきます。間食が増えるということは、食事が充実していないことが考えられます。

　間食には栄養を考慮した食品よりも嗜好品（甘いお菓子や飲みもの）を選ぶ傾向があり、余計な糖質を摂取するリスクが高くなります。間食が習慣化すると糖質過多の食生活になりやすいのです。それが太りやすい食習慣につながります。

　また、間食によって朝・昼・夜の1日 3 食の食生活が乱れます。それを避けるためにもなんとなく間食をする習慣はやめましょう。

　でも、間食は絶対にダメ！というわけではありません。甘いお菓子やスナック菓子はNG ですが、小腹がすいたときには、1日の食事で不足しがちな栄養を補えるようなものを選んで食べるようにしてください（38 ページを参照）。

19

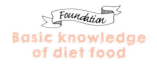

ルール4 やせる食べ方を実践する

太る食べ方・やせる食べ方

　同じものを同じ量だけ食べるのでも、食べ方次第では太ったりやせたりします。どうやって食べるかが重要です。
　食べるときに気をつけるのは、以下の2点です。

❶ よく噛んで食べる
❷ 食べる順番を守る

早食いの人ほど太りやすい

　あまり噛まずに食事をすると、いくら食べてもなかなか「満腹感」が得られず、その結果太ります。よく噛んでゆっくり食べると、顎の筋肉の運動神経や感覚神経が満腹中枢を刺激して、「満腹感」が生じます。少ない量でも満足できるようになるので、ダイエットに効果があるのです。
　一口につき30回は噛むようにしましょう。また、一口を少なめにして、お箸を休めながら食べるようにすれば、自然とゆっくり食事をすることになります。よく噛まないと食べられないものを選ぶのもひとつの手ですね。

懐石食べで、ご飯は最後に

　日本では「三角食べ」でバランスよく食べることが一般的ですが、ここで、おすすめしたいのが「懐石食べ」です。
　食事の食べ始めは野菜や海藻、味噌汁、次に肉・魚介類などのおかず（主菜）、最後に主食（ご飯など）といった順番にすると、最後にご飯を食べるときにはすでにおかずを食べ切っているので、ご飯のおかわりをしなくてすみます。懐石食べにして、品数を増やすとなお効果的です。

chapter 1 ✱✱ 基本編　ダイエット食の基礎知識

● 三角食べをやめて懐石食べに

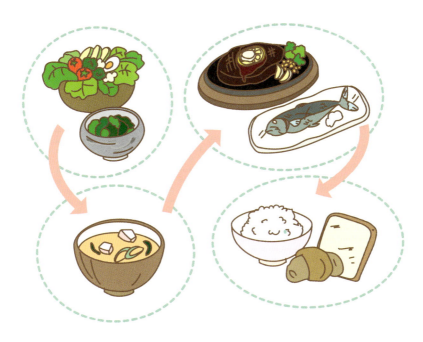

野菜・海藻（食物繊維）▶ 味噌汁 ▶ 肉・魚介類（たんぱく質食品）▶ 主食となるご飯（炭水化物食品）の順に、1品ずつ食べる。

21

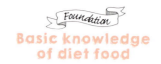

ルール5　継続が大事

3か月以上続けられる無理のないダイエット方法を

　日常的に行うことができず、続けるには無理のある極端な生活ではまず成功しません。また、短期間で結果を出そうとするのは、太りやすい人の考え方です。

　あなたが太ってしまったのは昨日、今日ではないはずなのに、毎日体重計に乗って一喜一憂するのはやめましょう。

　体には恒常性（ホメオスタシス）機能が備わっています。短期でやせると短期で元の状態に戻ろうとしてしまうのです。

　体が「今の状態が通常だ」と認識するためには最低でも3か月は必要です。そして、3か月で落とした体脂肪をその後3か月以上かけて維持しなければ体は適応してくれないのです。

1か月に1キロ程度を目標に

　1か月で3キロとか、3か月で10キロ減らすなど、急激なダイエットは体にさまざまな変調をきたし、生理不順や貧血、免疫力の低下などの症状が出やすくなります。

　また、短期間での急激な減量は、リバウンドを起こしやすく、やせにくい体質になってしまいます。

　ダイエットで一番大切なことは、短期間で体重が何キロ減ったのではなく、長期的にみて、どのくらい体脂肪が減少するかということと、リバウンドしないで維持できるか、ということです。

　すぐに結果を出したい気持ちは理解できますが、やせやすい体質に改善するには6か月かかります。健康にキレイにやせたいのなら、ゆっくり長期戦でいきましょう。

　1か月で1キロ減量を目標にするくらいが無理なくできます。かなり体重がオーバーしている人でも、1か月1キロ減量することで、1年で12キロの減量ができます。

chapter 1 ** 基本編 ダイエット食の基礎知識

これ以上のハイペースだと、リバウンドの確率が上がってしまいます。

ずっと続けられるダイエットレシピ

毎日の食事も、ゆっくりやせることを目標にするなら、ことさら「ダイエットのため！」と気負う必要はありません。

あなたが、いままで好きなものを好きなだけ食べていたとしたら…

- 食べるものを選ぶ
- 食べる量を少し減らす
- 調理方法と味付けを工夫する
- 食べ方に気をつける

これだけ変えるだけでも結果は全く違ってくるのです。

ダイエットに成功して目標体重になったとしても、その後もずっと続けられるのが理想的なダイエット食です。

元の食生活に戻ってはいけません。健康的な食事を続けることで、リバウンドもせず、思い描いていた体型をずっと保ち続けることができるのです。

23

chapter 2

実践編

どんなものをどうやって食べればいいの?

ダイエットにいちばん大切なのは食事です。
ダイエットのためのメニューをどう組み立てていけばいいのか、
メニューづくりのコツを学びましょう。

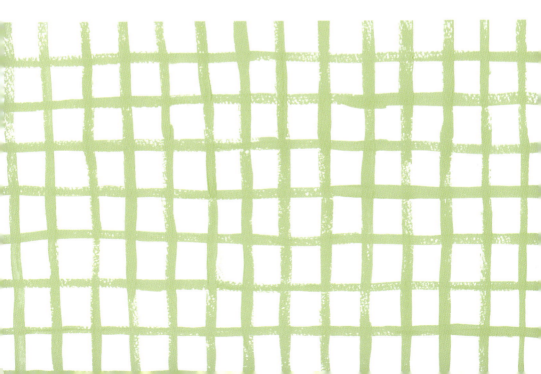

what? 何を?

「ま・ご・に・わ・や・さ・し・い」
を食べましょう

1日3回の食事に「まごにわやさしい」食材を
取り入れることでバランスの良い食事になります。

ダイエットに理想的な食事は"和食"

　一汁三菜を基本とする伝統的な日本の食事スタイルは理想的な栄養バランスといわれています。

　和食は、健康な食生活に役立つだけでなく、ダイエットにも最適です。

　「ま・ご・に・わ・や・さ・し・い」は、和食でよく使われる食材の最初の文字を覚えやすくしてゴロ合わせしたもの。どれも普通に手に入るけれど、すぐれた栄養素を備えた、昔ながらの食材です。一般には「まごわやさしい」の7種でいわれていますが、これに「肉」の「に」を加えて「まごにわやさしい」の8種類の食材を組み合わせたものが私の提唱するダイエットレシピです。

（豆類）

（種実類）

（肉類・卵・乳製品）

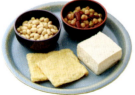

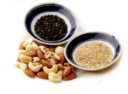

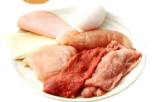

大豆・あずき・ささげ・えんどう・豆腐・納豆・生揚げ・高野豆腐・ゆば・豆乳

ごま・アーモンド・ピーナッツ・くるみ・落花生・ピスタチオ・栗・ぎんなん

牛肉・豚肉・鶏肉・その他の肉類・ハム・ウインナー・卵・牛乳・チーズ類

大豆は良質のたんぱく質。豆類にはビタミンB_1、B_2、カリウム、リン、カルシウムも。

マグネシウムや亜鉛などのミネラル、ビタミンEが豊富。

主な栄養素はたんぱく質。ビタミンB群、鉄、亜鉛などの代謝に必要な栄養も。

chapter 2 ✳︎ 実践編　どんなものをどうやって食べればいいの？

わ
（海藻類）

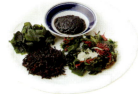

わかめ・昆布・海苔・ひじき・もずく

食物繊維が豊富で脂質や糖質の吸収を穏やかにし、便秘にも効果的。

や
（野菜類）

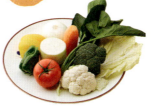

淡色野菜・緑黄色野菜

ビタミン、ミネラルの宝庫。抗酸化作用の高いフィトケミカルが豊富。

さ
（魚介類）

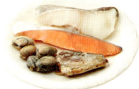

魚類・貝類・魚介缶詰・かまぼこ・竹輪・その他練り製品・魚肉ソーセージ

青魚はたんぱく質やDHA、EPAが豊富。イカ、タコにはタウリン、貝類には亜鉛が。

し
（きのこ類）

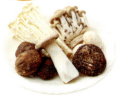

しいたけ・しめじ・きくらげ・まいたけ・マッシュルーム・なめこ・まつたけ・えのきだけ

低カロリーでビタミンB群、D、食物繊維が豊富。

い
（芋類）

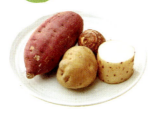

じゃが芋・さつま芋・里芋・長芋

食物繊維、カリウム、損失の少ないビタミンCが豊富。

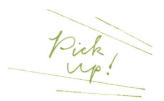

Pick up!

「まごにわやさしい」食材を毎日の食事に積極的に取り入れた和食中心のメニューで、健康にキレイにやせるダイエットが実現できます。

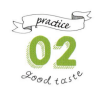

健康的にやせられる
ダイエットメニューの作り方

食事の基本は、主食＋主菜＋副菜＋副菜＋汁物です。
「まごにわやさしい」食品を主菜、副菜、汁物に取り入れた
ダイエットメニューを考えてみましょう。

主菜は「に」と「さ」と「ま」

　主菜は、肉類、魚類、卵類、大豆製品など、主にたんぱく質源となる食品から選びます。

副菜・汁物は「ま」「ご」「わ」「や」「し」「い」

　副菜2つと汁物には、豆類、海藻類、野菜類、きのこ類、芋類など、主にビタミン・ミネラルを多く含む食品から選びます。「ご」のごま・ナッツ類は、食品としてではなく、和え物、お浸し、サラダなどに使用するのがおすすめです。

メニュー作りのコツを覚えましょう

　朝食、昼食、夕食と1日3食を毎日食べるわけですから、メニューに変化をつけ、栄養バランスのよいものを楽しく美味しく食べることが大切です。
　メニュー作りのコツを覚えて調理を楽しんでください。

❶ 主菜（焼き物、煮物、揚げ物など）
- 1週間分の主菜を決めると献立が立てやすく、栄養バランスもとれる。
- 肉類、魚類、大豆製品、卵をバランスよく。

❷ 副菜（煮物、炒め物、蒸し物、和え物、酢の物など）
- 野菜類、芋類、海藻類、きのこ類、卵、乳製品など、さまざまな食品を組み合わせて。

chapter 2 ** 実践編　どんなものをどうやって食べればいいの？

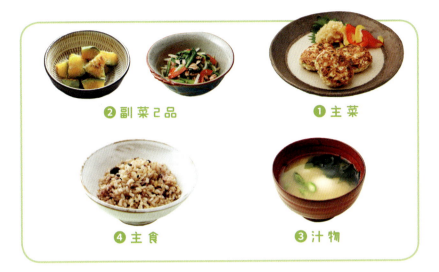

❷ 副菜2品　　　❶ 主菜
❹ 主食　　　❸ 汁物

❸ 汁物
- 野菜類、海藻類、大豆製品、芋類などで具だくさんに。

❹ 主食
- 玄米には白米の3倍の栄養素が。胚芽米や五穀米などもよい。
- 豆や海藻類などの具を加えて炊き込みご飯にすれば、食材の数が増え、かさも増すのでおすすめ。

> メニューに変化をつけて食事を楽しみましょう

バラエティ豊かな食卓にするには、メニューに変化をつけることです。
❶ 和風、洋風、中華風の料理を組み合わせる
❷ 旬の食材を利用する
❸ 料理の彩りを考える
❹ 焼く、煮る、蒸す、揚げる、炒めるなど調理法を組み合わせる
❺ 味付け（酢、スパイス、ハーブなど）に変化を持たせる

美味しいものを食べることは人生の楽しみのひとつです。料理法や食材をいろいろ工夫して食事を楽しみましょう。

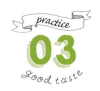

低GI値の食品
を選びましょう

GI値とは、それぞれの食品が
血糖値を上昇させるスピードを数値化した指標です。

低GI値のものを食べれば太らない

　GI値が高い食品を食べると血糖値が急上昇し、それによってインスリンが分泌されます。インスリンは血糖をグリコーゲンや脂肪に変える働きがあるので、それが体内に蓄積されてしまいます。

　GI値が低い食品ほど、食べても血糖値が上がりにくく、また上がるスピードが穏やかになるため、インスリンが過剰分泌せず、脂肪が体内に蓄積されにくくなるということなのです。

　ダイエットのためには、低GI値の食品を選んで食べることが重要となります。

低GI値（60未満）食材の選び方

❶ 精製されていないもの
　未精製のもののほうがGI値は低い。

❷ 硬いもの
　歯ごたえのある硬い食材は血糖値が上がりにくい。

❸ 甘くないもの
　甘い＝糖分が多いものは全体的にGI値は高め。

 低GI値でおすすめの食品

・玄米　・五穀米　・ライ麦パン　・全粒粉パン　・全粒粉スパゲティ
・全粒粉小麦粉　・ナッツ類　・チーズ類　・牛乳　・ヨーグルト

chapter 2 ** 実践編　どんなものをどうやって食べればいいの？

精白米のごはんは高GI値

　穀類のなかでは玄米が比較的低GI値ですが、硬くて食べにくいのが難点です。精白米を7分つき米や5分つき米、胚芽精米に代える、また精白米に五穀米や黒米、赤米、麦などを混ぜることでも低GI値になります。

　食パンは精白米よりも高GI値。パンが食べたいときは全粒粉パンやライ麦パンを選びましょう。パスタも全粒粉スパゲティを。うどんよりもそうめんやそばが低GI値です。

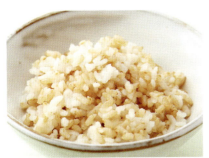 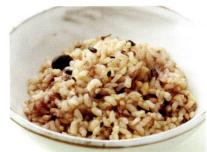

● GI値の高い食品、低い食品

高GI値（60以上）	甘いもの
	主食
	一部の野菜：かぼちゃ・じゃがいも・トウモロコシなど
	一部の果物：パイナップル・栗・スイカなど
低GI値（60未満）	野菜全般
	フルーツ全般
	肉魚全般
	乳製品
	豆類全般
	卵類
	精製されていない穀類を使った主食

　GI値は各食品で個別に算出するので、カロリーのように合計するのではなく、調理食材に低GI値食品をより多く選ぶことで低GI値の料理となります。

　それぞれの食品のGI値を巻末にまとめて掲載しています。100gあたりのカロリーも記載していますので、食品を選ぶときの参考にしてください。

カロリーは
調理の工夫次第

同じ食品でも、食べる量を減らすのではなく、
材料の選び方や調理法で低カロリーに抑えることができます。

▶ 肉料理の場合

- 鶏むね肉やささみ、豚ひれ肉、牛赤身もも肉など、脂が少ない部位を選びましょう。
- ハンバーグなどは、肉の量を減らし、豆腐やおから、野菜を多く加えることで低カロリーになります。
- 調理法としては、蒸したり焼いたりすると、脂肪が落ちてカロリーが抑えられます。
- 揚げ物をするときの注意点は、まず衣を薄くすることです。また、材料は小さく切らないこと。揚げる表面積が大きくなり、それだけ油の吸収率がアップして高カロリーになります。

▶ 魚料理の場合

- 魚は、種類によりカロリーが違います。一般的に青魚より白身魚のほうが低カロリーです。
- 刺身や焼き物・蒸し物にすると、油を控えられるのでおすすめです。

▶ 卵料理の場合

- できるだけ手間をかけない調理法がカロリーを控えるコツです。
    - ▷▷ 生で食べる、ゆで卵に少量の塩程度なら、1個約90kcal
    - ▷▷ 目玉焼きにすると油を使うので約100kcal
    - ▷▷ 厚焼き卵は油に砂糖も加えるので約110kcal

chapter 2 ** 実践編　どんなものをどうやって食べればいいの？

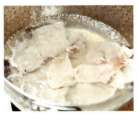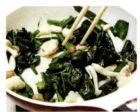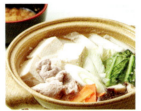

- 厚焼き卵にするときは、だし汁を使って砂糖を控える、テフロンのフライパンを使って油をひかずに焼く、などの工夫をしてみてください。

▶ 野菜料理の場合

- 比較的低カロリーで満足感を得やすいのが野菜料理です。野菜の1日必要量は約350〜400gですので、たくさん食べるようにしましょう。
- 野菜炒めをするときは、できるだけ油を控え目に使いましょう。
- 蒸したり、ゆでたりして食べるのは、よりヘルシーです。
- 鍋物や汁物など、汁ごと食べられる料理もおすすめです。
- 野菜は加熱するとカサが減り、たくさん食べられるので満足感が得られ、栄養価もほぼ変わらず低カロリーです。生野菜より温野菜をおすすめします。

 サラダにかけるマヨネーズやドレッシングは要注意！

マヨネーズにヨーグルトを混ぜたり、カロリーハーフマヨネーズを使用するなど、カロリーを抑える工夫をしましょう。ドレッシングは油を控えた自家製ドレッシングがベストですが、ノンオイルなどさまざまなドレッシングが売られていますので、上手に選んで利用しましょう。

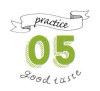

味付けの基本は

ご飯がすすむおかずはダイエットの敵です。
薄味にして素材の美味しさを味わえるように、
料理の味付けにも工夫しましょう。

　しょうゆ・味噌・塩などの調味料は、料理の味付けになくてはならない存在です。
　でも、おかずの味付けを濃くすると、ついついご飯がすすんでしまい、食べ過ぎてしまいます。また、塩分を摂りすぎると高血圧症や心臓病・腎臓病など生活習慣病のリスクが高くなりますし、むくみの原因にもなり、いいことは何もありません。
　食材その物の旨味を引き出すためにも、ダイエットのためにも、「料理は薄味に！」を心がけてください。

塩分控えめでも美味しく食べられるよう工夫しましょう

▶ 調味料はきちんと量って

- 料理に慣れている人ほど目分量で味付けをしがちです。味が一定しないだけでなく、入れすぎてしまうことも多くなります。
- Chapter3でご紹介するレシピはどれも薄味。いちいち計量スプーンで量るのは面倒に思えるかもしれませんが、薄味に慣れて、「だいたいこのくらい」とわかるまでは、頑張って分量通りにきちんと量ってつくりましょう。

▶ だしをきかせる

- 煮物は、かつお節、昆布などのだしを活用。食材そのものの旨味を引き出します。

▶ 香味野菜やスパイスを上手に利用

- お浸しや和え物には、しょうが、わさび、からし、ごま、削り節などを加えましょう。しょうゆが少量でも美味しく食べられます。

chapter 2 ✲✲ 実践編　どんなものをどうやって食べればいいの？

- パセリ、大葉、みょうが、ハーブなどの香味野菜を活用しましょう。風味も加わり、味覚的にも視覚的にも満足感が増します。
- ソテーや煮込み料理では、カレー粉、唐辛子、こしょう、マスタードなどのスパイスを上手に使いましょう。牛乳やピューレを使うことでも減塩になります。
- ハーブには肉や魚の臭みを消したり、香りよく仕上げる効果があります。ハーブやスパイスの使い方ひとつで本格的な料理になります。ぜひ使いこなしてください。

▶ お酢や柑橘類の果汁もいい

- 酢の物は、簡単につくれて疲労回復にも効果があります。しょうゆの代わりに酢やポン酢、ビネガー、レモンなどを使いましょう。
- ビタミンCが豊富な柑橘類の果汁を使いましょう。魚や肉の臭みを消したり、野菜の自然の甘みや風味を際立たせたりする効果があります。
- ゆず、すだち、かぼすなどでつくったポン酢は香りがよく、鍋物には欠かせません。
- フライなどの揚げ物には、ソースをかけるよりも、レモンやライムなどの柑橘類を添えて。食卓で絞っていただきます。
- 野菜は温野菜にして、ポン酢や酢じょうゆで。生よりも、ゆでたり蒸したりしたほうが、かさが減ってたくさん食べられます。

▶ 料理の仕上げにさっとひと振り

- 味を効かせたいときは、最後の仕上げで表面に味をつける工夫をしましょう。

▶ 具だくさんの汁物で素材の旨味を味わう

- 味噌汁やスープなどは、具だくさんにして具の旨味をいかしましょう。

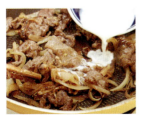 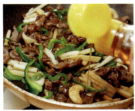 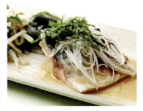

35

賢い外食とお惣菜
の選び方

ランチは毎日外食かコンビニ弁当という人は、
太らない外食の摂り方とコンビニ弁当の選び方を知っておきましょう。

外食するなら選ぶメニューを考える

　ダイエットのためには、1日3食すべて自分で料理して食べるのが理想ですが、なかなかそうはいかないものです。特にランチは外食かコンビニのお弁当に頼りがち。でも、賢い外食の摂り方、コンビニ弁当の選び方を身につければ大丈夫です。

▶ ランチは和食の定食屋さんがベスト

- 油を多く使用する洋食や中華料理よりも、和食を選ぶようにしましょう。
- 一品料理や丼物は避け、できるだけ定食スタイルのものにしましょう。
- 主食の量はその都度自分で調節します。半分に減らしたり、残す勇気も必要です。
- 主菜は良質のたんぱく質を含んだメニューを選びましょう。そして付け合わせの野菜は残さず食べることも忘れずに。
- 副菜は野菜たっぷりのものを選びます。ドレッシングやマヨネーズは避け、レモンや酢、少量のしょうゆや塩でいただきます。
- テーブルに置いてあるしょうゆやソースなどの調味料はむやみに使わないクセをつけます。

▶ "どうしてもラーメンが食べたい！"ときは？

- 麺類は具だくさんのものを選びましょう。
- スープは絶対に飲み干さないことです。

chapter 2 ✳ 実践編　どんなものをどうやって食べればいいの？

▶ お弁当は幕の内弁当で

● お弁当に表示されているカロリーに気をつけましょう。

● お弁当を買うときは、焼きそば・スパゲティ・うどんなどの単品メニューを避けて、幕の内弁当のような品数の多いものを選びましょう。

● おかずとご飯が別々になっているものがベターです。

手抜きをしたい日はデパ地下のお惣菜も「あり」

　遅くまで仕事をして疲れ果て、「家の冷蔵庫に何もない」「家に帰ってから料理をするのはとても無理」という日だってあるはずです。そんな日は、スーパーやデパ地下のお惣菜に頼ってしまいたくなりますよね。

　時には手抜きもOK！　ただし、お惣菜を選ぶコツを覚えてください。

▶ 1食をイメージして主食・主菜・副菜・副副菜を選ぶと理想的な食事に

● 主菜として ▷▷ 焼き魚・肉の照り焼き・豆腐料理など

● 副菜として ▷▷ 煮物・炒め物・和え物・サラダ・乳製品など

● 副副菜として ▷▷ 酢の物・即席漬け・煮豆など

▶ レトルト食品や冷凍食品をそのまま食卓に並べず、ほんの少し手を加える

● 野菜炒めに冷蔵庫の野菜や冷凍野菜を加えてボリュームアップ

● 煮物に卵を加えて "卵とじ" に

● あんかけ野菜を豆腐にかけて "豆腐の野菜あんかけ" に

▶ 自分流に味を調節して

● 売っているお惣菜は一般的に味の濃いものが多いようです。豆腐や野菜など淡白な素材と組み合わせて塩分を調節しましょう。

practice 07

太らないおやつとアルコール

せっかく健康にやせるダイエットメニューを実践していても、
間食で甘いケーキやスナック菓子を食べてしまっては台無しです。
小腹がすいたら、太らないおやつを上手に摂りましょう。

おやつを食べたくなったら、低 GI 値のものを

　空腹を覚えると、体は脂肪をため込もうとするのでかえって太る結果になってしまいます。そんなときは罪悪感なしで食べられる低 GI 値のおやつを選びましょう。抗酸化成分を補えるものを間食として食べ、ダイエットに不足しがちな栄養素を補給することも大切です。

▶ **間食におすすめの食材**

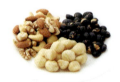 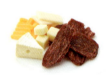 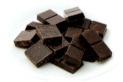

- **チーズ類**　カルシウム補給
  骨の材料となるカルシウム満点の発酵食品。高カロリーなので食べ過ぎに注意！
- **チョコレート**　ポリフェノール豊富
  原材料のカカオ豆に抗酸化成分。カカオ成分 70％以上のものを選んで
- **茎わかめ、あたりめ**　低カロリーで栄養満点
  食物繊維、カルシウム、カリウムなどを含む。あたりめは生のイカより低カロリー
- **煮干し、小魚**　多様なミネラル
  丸ごと食べられ、鉄、ミネラル、カルシウムなどが豊富。小魚＆アーモンドも◎

chapter 2 ** 実践編　どんなものをどうやって食べればいいの?

- **ナッツ類**　良質な脂質

  ビタミンE、α-リノレン酸が豊富。カロリーは高め、素焼きのものを選ぶ

- **ゆで卵**　腹持ちがよい

  高たんぱく、ビタミンB群を始め栄養素たっぷりの万能食材

　ただし、いくら低GI値、低カロリーのものでも食べ過ぎは禁物。ほどほどのところでストップする自制心を持ちましょう。

　また、食事の合間の飲みものにも要注意。清涼飲料水には糖類の量が多く、特に炭酸飲料と濃縮果汁100%還元ジュースは砂糖水と同様です。おやつタイムの飲みものには、水やお茶、ノンシュガーのコーヒーや紅茶を選びましょう。

お酒を飲むなら

　アルコールには筋肉分解作用があるので、ダイエット中は極力控えることです。

　でも、断れない「会社の飲み会」や、ダイエット中でもたまには「女子会」で息抜きしたくなることも。そんなときは、飲んでもいいお酒を選びましょう。

▶ 少量ならば飲んでよいお酒

- **焼酎**　蒸留酒なのでダイエットにはよい。水割りやお湯割りで
- **ウイスキー**　糖質量はゼロ。無糖の炭酸水で割る。ハイボールもOK！
- **ブランデー**　アルコール度数が高くなるので、水割りやお湯割りで
- **赤ワイン**　グラス1杯程度（白ワインは、カロリーは低いが糖質高め）
- **糖質ゼロの発泡酒**　350mLのものを1日2本まで

　節度ある適度なお酒を心がけましょう。週に2日をめどに、2日続けての飲酒は避けてください。お酒の合間にウーロン茶や水を飲むことも大切です。

　また、お酒を飲むときに注意してほしいのが「おつまみ」。

　"お酒で太る"というのは、アルコール自体だけでなく、おつまみが原因の場合もあるので要注意！　お酒を飲むと、ついフライドポテトや唐揚げなど、高カロリーのものを食べてしまうからです。刺身、冷ややっこ、お浸しなど、炭水化物や脂質の少ないものをおつまみに、賢くお酒を楽しみましょう。

39

chapter 3

「まごにわやさしい」簡単ダイエットレシピ

･････････････････････････････････

忙しい人も、料理が苦手な人でも大丈夫。
簡単にできて、低カロリー、美味しく食べてキレイにやせられる
ダイエットレシピをご紹介します。

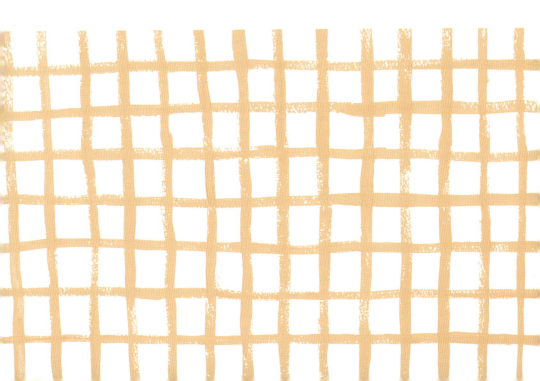

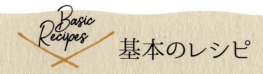

基本のレシピ

主菜を基本とした夕食レシピ 30 アイテムをご紹介

- 調理時間はどれも 10〜15 分。忙しくて料理をする時間がない方や料理が苦手と思っている方でも大丈夫です。
- レシピの食材は 2 人分、料理写真は 1 人前です。

食事の基本は、**主食＋主菜＋副菜＋副菜＋汁物**です。
これはダイエット食でも同じで、これに沿って献立を組み立てると、バランスよく栄養をとることができます。
でも、副菜を 2 種類作るのは大変ですね。このレシピは、そんな方のために、主菜に副菜 1 品を添える形にしています。食卓には、このメニューにごはんと汁物を加えて、**主食＋主菜＋副菜＋汁物**という形にして並べましょう。

食事 1 日 3 食、「朝・昼しっかり、夕食軽く」

ダイエットに理想的な朝昼夕のバランスは 4：4：2 です。朝昼にしっかり栄養をとり、夕食は軽く、夕食後から寝るまでの間に間食はしないのが理想です。とはいえ、仕事や家事・育児に忙しい毎日を送っていると、朝昼しっかりはかなりハードルが高いです。まして 1 日 3 食きちんと基本を守った理想の食事をするのはなかなか難しいことと思います。
まずは 1 日 3 食のうち夕食だけでも「バランスよく栄養も摂れ、健康的にやせられる食事」を作ってみましょう。そして、朝食・昼食も無理のない範囲でいいので、できるだけバランスを考えてしっかり食べましょう。

3 食の食事で主菜の食材がだぶらないように

夕食が魚、朝食は卵・大豆製品。昼食は肉類というように、メインとなるものを変えていきましょう。いろいろな食品を取り入れることでバランスが良くなり、栄養価も高くなります。

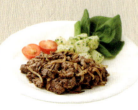

肉のメニュー ▶ 44 ページ

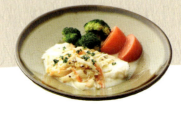

魚のメニュー ▶ 70 ページ

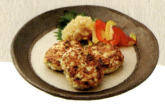

大豆と卵と
きのこのメニュー ▶ 78 ページ

chapter 3 ** 「まごにわやさしい」簡単ダイエットレシピ

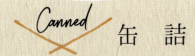
缶詰

最近注目を集めている缶詰を使用したレシピ 5 アイテム

買い物に行く時間がないときの強い味方になるのが、保存のきく缶詰、冷凍食品やレトルト食品です。食材丸ごとから、温めて食卓に並べるだけでいい加工食品まで、ラインナップも豊富に出回っていますので、上手に利用したいですね。

ここでとりあげた魚介類の缶詰は、そのまま食べるだけでなく、アレンジも多種多様。簡単に調理ができ、また骨まで食べることができるので、カルシウム摂取にもおすすめできます。ただし、味付缶詰は調味料を多く使用していて塩分量が多いです。なるべく水煮を使用するようにしましょう。

味噌汁

和食の基本ともいえる味噌汁を汁物として 5 アイテム

大豆を発酵してつくられる味噌は、栄養価が高く、健康だけでなく美容にも絶大な効果があるスーパーフードとして、最近改めて見直されてきています。味噌汁は、具材のバリエーションも豊富なので、毎日食べても飽きることがありません。また、味噌汁に牛乳や豆乳などを加えることで、ひと味違った楽しみ方もできますね。

もちろん味噌汁以外の汁物でも OK！

ミネストローネ・カレースープ・けんちん汁・中華風スープ・ミルクスープなど、和洋中さまざまな汁物がありますが、おすすめしたいのは、野菜をたっぷり入れて具だくさんにすること。カロリーも控えめなダイエットに最適な汁物を、毎日の食卓にぜひ加えるようにしてください。

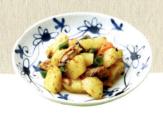
缶詰のメニュー ▶ 92 ページ

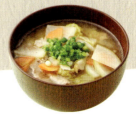
味噌汁のメニュー ▶ 97 ページ

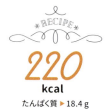

220 kcal
たんぱく質 ▶ 18.4 g

＊肉のメニュー1
鶏つくね焼き

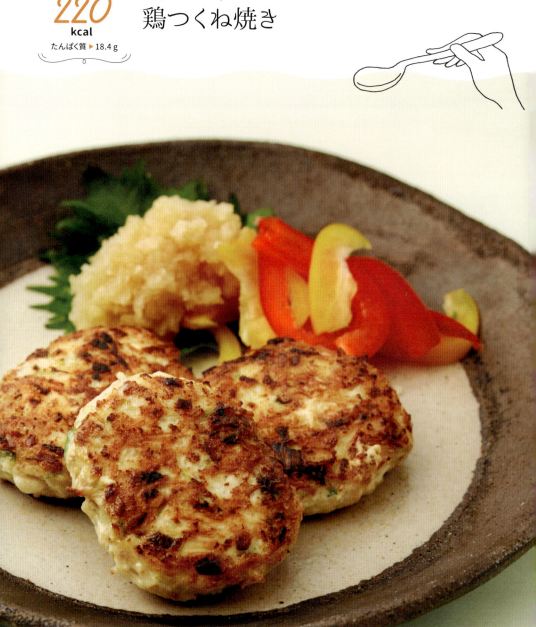

chapter 3 ** 「まごにわやさしい」簡単ダイエットレシピ

材料（2人分）

鶏挽肉		160g
えのき茸		50g
長ねぎ		40g
A	卵	30g
	片栗粉	4g／小さじ1強
	塩	少々
	しょうが汁	4g／小さじ1弱
サラダ油		4g／小さじ1
B	大根	100g
	酢	10g／小さじ2
	しょうゆ	6g／小さじ1
大葉		2g／2枚
赤・黄パプリカ		30g

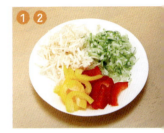

作り方

① えのき茸は根元を取り、粗みじんに切る。長ねぎも粗みじんに切る。

② 赤と黄のパプリカはせん切りにする。

③ 大根は、おろして軽く水気を絞り、Bと混ぜ合わせ、たれを作る。

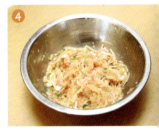

④ ボウルに挽肉、①、Aを入れて混ぜ合わせ、ハンバーグ型に6個にまとめる。

⑤ フライパンに油を熱し、④の両面をこんがりと焼く。器に盛り③のたれをかけ、大葉、パプリカを添える。

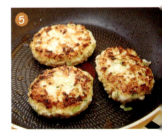

しょうが汁や大葉などの香味野菜を使用することで、鶏肉の匂いをおさえられます。

45

174 kcal
たんぱく質 ▶ 20.4 g

＊肉のメニュー 2

鶏ささみのごまだれホイル焼き
ポテトサラダ添え

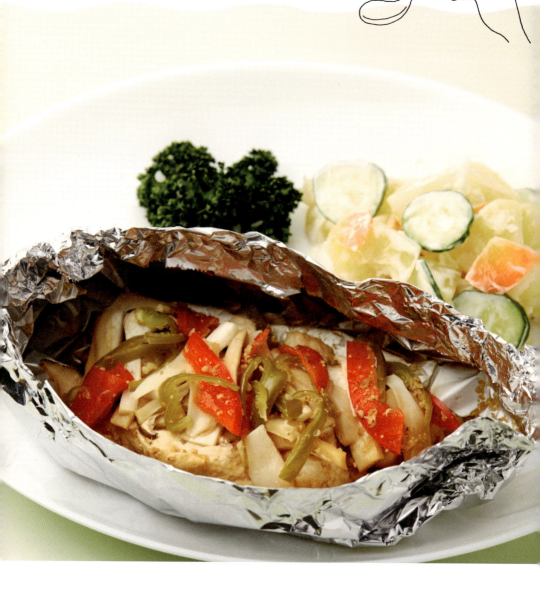

chapter 3 ** 「まごにわやさしい」簡単ダイエットレシピ

材料（2人分）

鶏ささみ	160g
エリンギ	40g
ピーマン	10g
赤パプリカ	10g
ごまドレッシング	40g／大さじ2強
白すりごま	2g／小さじ1弱
じゃが芋	120g
きゅうり	20g
人参	10g
A ヨーグルト(全脂無糖)	15g／大さじ1強
カロリーハーフマヨネーズ	15g／大さじ1強
塩・こしょう	少々
パセリ	少々

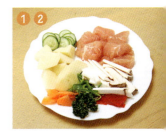

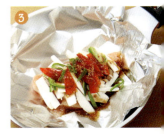

作り方

① ささみは食べやすい大きさに切る。

② エリンギは4cm長さの薄切りに、ピーマン、赤パプリカは細切りにする。

③ アルミホイルに①をおき、②をのせる。ごまドレッシングとごまをかけ、包んでフライパンでふたをして焼く。

④ じゃが芋は乱切り、人参はいちょう切りにしてゆで、から煎りする。きゅうりは輪切りにする。Aで和え、塩・こしょうで味を調える。

⑤ 器に③を盛り、④、パセリを添える。

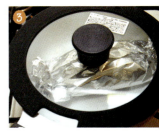

鶏肉は部位によって、カロリーやたんぱく質などの含有量が違います。ささみは他の部位に比べて低カロリー・高たんぱくなので、ダイエットには最適です。

RECIPE
337 kcal
たんぱく質 ▶ 26.2g

＊肉のメニュー 3
鶏肉のクリーム煮

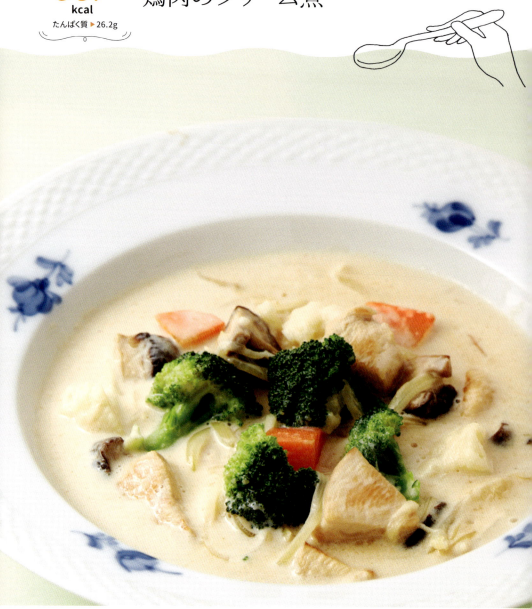

chapter 3 ** 「まごにわやさしい」簡単ダイエットレシピ

材　料（2人分）

鶏むね肉（皮なし）		160g
玉ねぎ		80g
人参		30g
生しいたけ		20g
ブロッコリー		40g
カリフラワー		40g
オリーブ油	4g	小さじ1
とりガラスープ	80g	1/2カップ弱
全粒粉小麦粉	15g	大さじ2弱
牛乳	300g	1カップ半
バター	6g	小さじ1強
塩・こしょう		少々

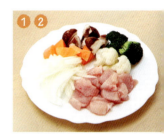

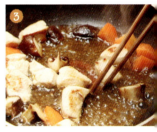

作り方

① 鶏肉はひと口大、玉ねぎは薄切りにする。人参と生しいたけは食べやすい大きさに切る。

② ブロッコリー・カリフラワーは小房に分け、熱湯でさっとゆでる。

③ 鍋に油を熱し鶏肉と人参を炒めスープを加え、人参に火が通ったら生しいたけを加え、いったん火を止めておく。

④ フライパンにバターを熱し玉ねぎを炒め、小麦粉を振り入れてさらに炒める。小麦粉が全体になじんだら牛乳を加え、とろみが出るまで煮込む。

⑤ ②、③を加えてひと煮立ちしたら、塩・こしょうで味を調える。

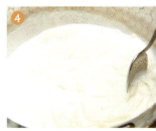

小麦粉は、低GIの全粒粉小麦粉を使用します。

256 kcal
たんぱく質 ▶ 21.8 g

*肉のメニュー 4
鶏肉の香り焼き

> 鶏むね肉（皮なし）は、もも肉（皮なし）に比べて低カロリー・高たんぱくですが、鉄分やビタミンB₂はもも肉のほうが多く含まれています。

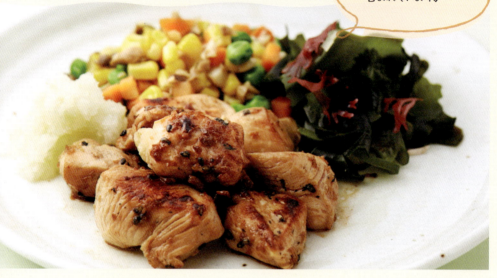

材料（2人分）

- 鶏むね肉（皮なし）……………160g
- A
  - みりん………………12g／小さじ2
  - しょうゆ……………16g／大さじ1弱
  - おろしにんにく…………………少々
  - しょうが汁……………4g／小さじ1弱
  - 黒ごま…………………3g／小さじ1
- ごま油……………………4g／小さじ1
- 大根おろし………………………60g
- B
  - 塩…………………………………少々
  - レモン汁……………10g／小さじ2
- ミックスベジタブル……………100g
- マッシュルーム…………………10g
- バター……………………4g／小さじ1
- 塩・こしょう……………………少々
- 海藻ミックス……………………3g

作り方

① 鶏肉は食べやすい大きさに切り、Aを合わせた中に10分ほど漬けておく。

② 大根はおろして水気を軽くしぼり、Bと和える。海藻ミックスは水で戻し、水気を切る。

③ フライパンにバターを熱し、ミックスベジタブルと粗みじんにしたマッシュルームを炒め、塩・こしょうで味を調える。

④ フライパンに油を熱し、鶏肉の両面をこんがりと色がつくように焼く。器に盛り、②、③を添える。

chapter 3 ✳✳「まごにわやさしい」簡単ダイエットレシピ

272 kcal
たんぱく質 ▶ 25.5 g

✳肉のメニュー 5
鶏肉のトマトソース煮

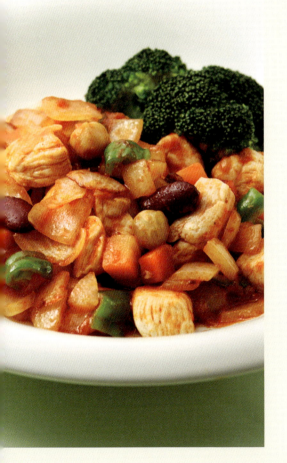

材　料（2人分）

鶏もも肉（皮なし）	160g
玉ねぎ	100g
ピーマン	20g
人参	30g
ミックスビーンズ	60g
オリーブ油	8g／小さじ2
トマトソース	80g
塩・こしょう	少々
ブロッコリー	60g

作り方

① 鶏肉は2cmくらいの角切りにする。

② 玉ねぎ、ピーマン、人参は1cmくらいの角切りにして、人参は下ゆでをしておく。

③ 鍋に油を熱して①の鶏肉を炒め、色が変わったら②を加える。野菜に火が通ったらミックスビーンズとトマトソースを入れて煮込み、塩・こしょうで味を調える。

④ 器に③を盛り、ゆでたブロッコリーを添える。

> 時間がないときには、市販のパスタトマトソースを上手に利用しましょう。

232 kcal
たんぱく質 ▶ 20.1 g

＊肉のメニュー 6
牛肉と野菜の細切り炒め

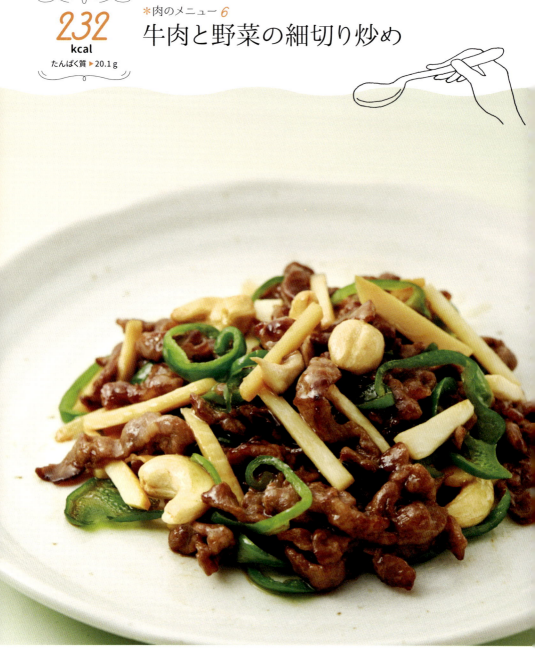

chapter 3 ** 「まごにわやさしい」簡単ダイエットレシピ

材料（2人分）

	牛もも薄切り肉	160g
A	しょうゆ	10g／小さじ2弱
	酒	5g／小さじ1
	片栗粉	10g／大さじ1弱
	にんにく・しょうが	少々
	ピーマン	40g
	たけのこ水煮	40g
	エリンギ	40g
	カシューナッツ	10g
	サラダ油	8g／小さじ2
B	砂糖	4g／小さじ1強
	しょうゆ	10g／小さじ2弱
	オイスターソース	10g／小さじ2弱
	ごま油	2g／少々

作り方

① 牛肉は細切りにし、Aをからめておく。

② たけのこ、ピーマン、エリンギはせん切りにする。

③ にんにく・しょうがはみじん切りにする。

④ フライパンに油を熱し、③を炒め、香りが出たら、片栗粉をまぶした牛肉を入れて炒める。牛肉が色づいたら②を加えて炒め、Bの調味料とカシューナッツを加え、最後にごま油を回し入れて香り付けをする。

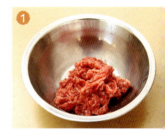

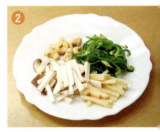

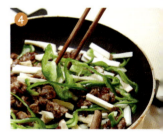

調味料に高GIの砂糖を使用していますが、少量なので気にすることはありません。

249 kcal
たんぱく質 ▶ 20.5g

＊肉のメニュー7
牛肉の粒マスタードクリーム煮

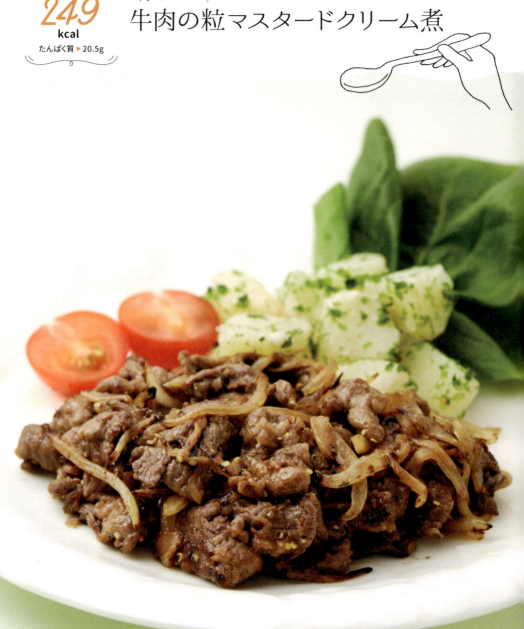

chapter 3 ✳✳ 「まごにわやさしい」簡単ダイエットレシピ

材料（2人分）

牛もも薄切り肉	160g
塩・こしょう	少々
全粒粉小麦粉	8g／小さじ1
玉ねぎ	140g
人参	20g
バター	10g／大さじ2弱
生クリーム	15g／大さじ1
塩・こしょう	少々
粒マスタード	6g／小さじ1強
じゃが芋	80g
塩・こしょう	少々
青のり粉	少々
サラダ菜	20g／2枚
ミニトマト	40g／4個

作り方

① 牛肉は食べやすい大きさに切り、塩、こしょうで下味をつける。玉ねぎは薄切りにする。

② フライパンにバターを熱し玉ねぎを炒め、小麦粉をまぶした牛肉を加えて炒め、牛肉の色が変わったら生クリームを加える。ひと煮立ちしたらマスタードを入れ、塩・こしょうで味を調える。

③ じゃが芋は乱切りにしてゆで、ゆであがったらゆで汁を捨て、から煎りする。塩・こしょうをして青のり粉をまぶす。

④ 器に②を盛り、③・サラダ菜・トマトを添える。

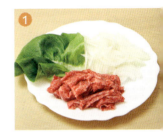

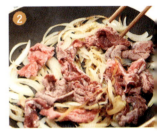

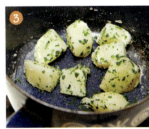

> ソースに粒マスタードの香りと辛みが加わることで塩分が抑えられます。

RECIPE 228 kcal
たんぱく質 ▶ 18.6g

肉のメニュー 8
牛肉のマリネ

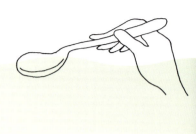

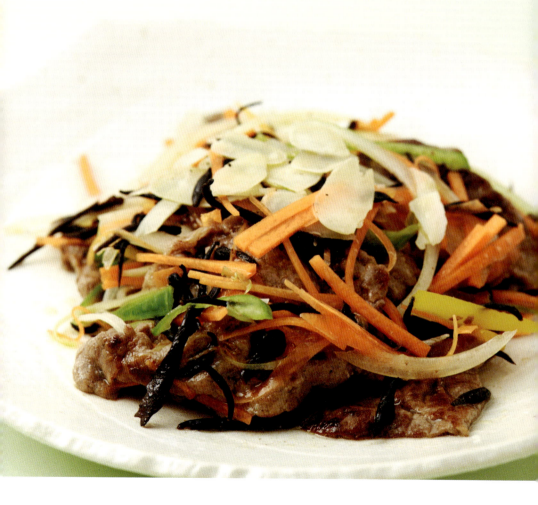

chapter 3 ** 「まごにわやさしい」簡単ダイエットレシピ

材料(2人分)

牛もも薄切り肉		160g
人参		20g
玉ねぎ		40g
ピーマン		10g
黄パプリカ		10g
セロリ		20g
芽ひじき		1g
アーモンドスライス		4g
オリーブ油		4g／小さじ1
A	酢	30g／大さじ2
	オリーブ油	12g／大さじ1
	塩・こしょう	少々

作り方

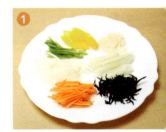

① 人参・ピーマン・パプリカはせん切り、セロリは筋を取ってせん切りに。玉ねぎは薄切りにする。芽ひじきは水で戻し、水気を切る。

② Aを合わせてマリネ液を作り、①の野菜・アーモンドを漬け込む。

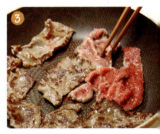

③ 牛肉は食べやすい大きさに切り、テフロン鍋でさっと焼いて熱いうちに②に漬け込む。

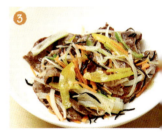

牛もも薄切り肉の代わりにローストビーフを使用しても美味しく食べられます。牛肉脂身つきと脂身なしでは脂肪量、カロリーともにかなり違います。

249 kcal
たんぱく質 ▶ 19.6g

*肉のメニュー 9
焼き肉サラダ

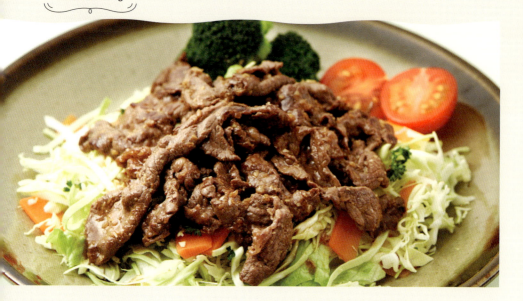

材　料(2人分)

牛もも薄切り肉	160g
サラダ油	8g／小さじ2
キャベツ	160g
人参	20g
レタス	50g
パセリ	少々
A 和風ドレッシング	40g／大さじ2弱
ごま油	8g／小さじ2
白ごま	5g／小さじ2弱
ブロッコリー	60g
ミニトマト	40g／4個

作り方

① 人参は短冊切りにし、軽くゆで冷ます。キャベツはせん切り、レタスは食べやすい大きさにちぎり、パセリは細かく分ける。

② ブロッコリーは小房に分け、熱湯でさっとゆでる。

③ フライパンに油を熱し牛肉を炒め、Aのたれを加えて強火で炒める。

④ 器に①の野菜を敷いて③を盛り、ブロッコリーとミニトマトを添える。

牛肉のなかではもも、ヒレがたんぱく質の多い部位で、脂肪も少なくヘルシーです。

chapter 3 ** 「まごにわやさしい」簡単ダイエットレシピ

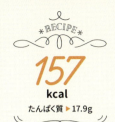

RECIPE
157 kcal
たんぱく質 ▶ 17.9g

*肉のメニュー10
豚しゃぶ鍋

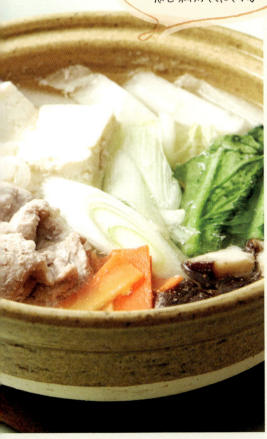

鍋料理は、肉や豆腐、野菜などいろいろな食品を摂取できます。あまり煮すぎないようにして食感を味わってください。

材　料（2人分）

豚もも薄切り肉	100g
木綿豆腐	200g
白菜	100g
小松菜	80g
長ねぎ	20g
生しいたけ	20g
人参	40g
しらたき	40g
だし汁	300g／1カップ半
大根	80g
A ポン酢	15g／大さじ1
しょうゆ	30g／大さじ2弱
すりごま	6g／小さじ2

作り方

① 豚肉は食べやすい大きさに切る。豆腐は角切り、小松菜・白菜は4〜5cmに、人参は3cm長さの短冊に、長ねぎは斜めザク切りにする。しいたけは石づきをとり食べやすい大きさに切る。

② しらたきは包丁を入れ、下ゆでする。

③ 大根はおろしてAを加えてたれを作る。

④ 鍋にだし汁を入れて火にかけ①、②の材料を入れて煮込む。

⑤ 鍋ごと食卓へ。たれは別に添える。

59

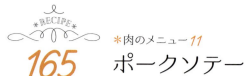

RECIPE
165 kcal
たんぱく質 ▶ 20.4g

*肉のメニュー11

ポークソテー
ヨーグルトソースかけ

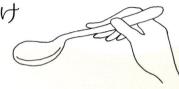

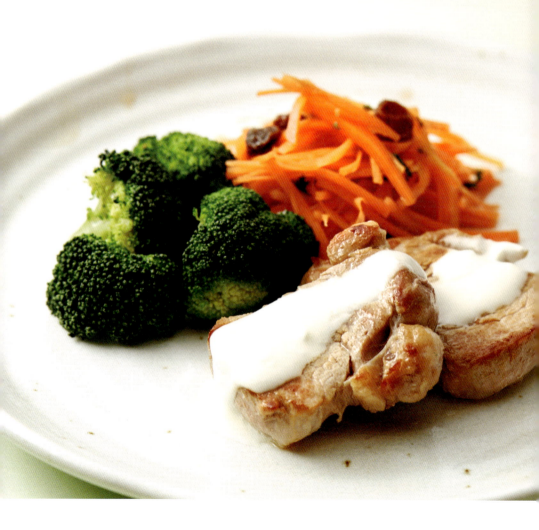

chapter 3 ✲✲「まごにわやさしい」簡単ダイエットレシピ

材料（2人分）

豚もも肉	160g／2枚	
塩・こしょう	少々	
サラダ油	6g／小さじ1強	
A ┌ ヨーグルト（全脂無糖）	30g／大さじ2	
┤ カロリーハーフマヨネーズ	10g／大さじ1弱	
└ 塩・こしょう	少々	
ブロッコリー	60g	
人参	60g	
レーズン	10g	
パセリ	少々	
塩	少々	
ノンオイルドレッシング	15g／大さじ1	

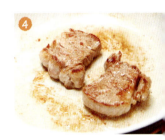

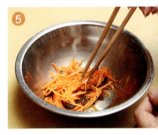

作り方

① 豚肉に塩、こしょうをして2等分にする。

② ブロッコリーは小房に分け、熱湯でさっとゆでる。

③ ボウルにAを入れて混ぜ合わせ、ソースを作る。

④ フライパンに油を熱し、①を両面こんがりと焼く。

⑤ 人参はせん切りにして塩をしてしんなりさせ、レーズンとパセリを加え、ドレッシングで和える。

⑥ 器に④を盛り、③のソースをかけ、⑤を添える。

> ヨーグルトの酸味がほのかにする爽やかな一品。ヨーグルトソースは作り置きしておくとサラダなどにも利用できて便利です。

RECIPE 448 kcal
たんぱく質 ▶ 29.1g

*肉のメニュー12
豚肉のピーナッツ煮

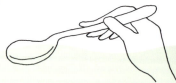

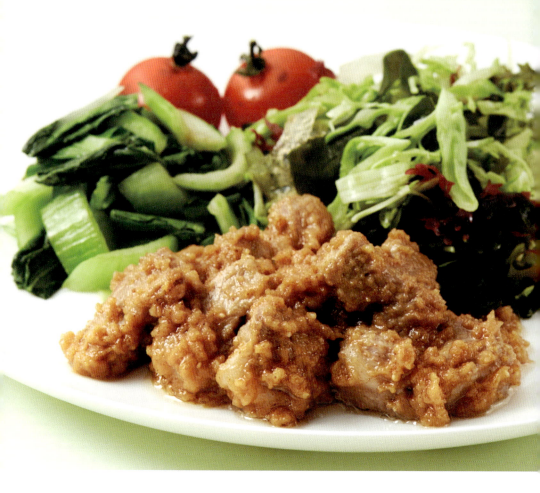

chapter 3 ✳︎ 「まごにわやさしい」簡単ダイエットレシピ

材料(2人分)

	豚もも肉	160g
	塩・こしょう	少々
	サラダ油	6g／小さじ2
	だし汁	100g
A	ピーナッツバター	80g
	しょうゆ	6g／小さじ1
	レタス	40g
	セロリ	20g
	キャベツ	60g
	海藻ミックス	3g
	和風ドレッシング	20g／大さじ1強
	チンゲン菜	80g
	サラダ油	4g／小さじ1
	塩・こしょう	少々
	ミニトマト	40g／4個

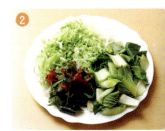

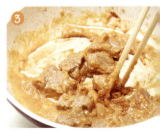

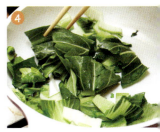

作り方

① 豚もも肉は2cm角に切り、かるく塩・こしょうする。

② セロリは筋をとり、レタス・キャベツはせん切りにする。海藻ミックスは水で戻し水気を切って、ドレッシングで和える。

③ フライパンに油を熱し①の豚肉の表面をこんがりと焼き、だし汁を入れてひと煮立ちさせてアクをすくい、Aを加え中火弱にし、かき混ぜながら煮つめる。

④ チンゲン菜は食べやすい大きさに切って炒め、塩・こしょうで味付けをする。

⑤ 器に豚肉を盛り、②、④とミニトマトを添える。

海藻類・チンゲン菜・トマトを添えると彩りもよく、食欲もそそります。

63

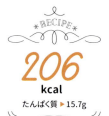

206 kcal
たんぱく質 ▶ 15.7g

＊肉のメニュー 13
豚肉のトマトシチュー

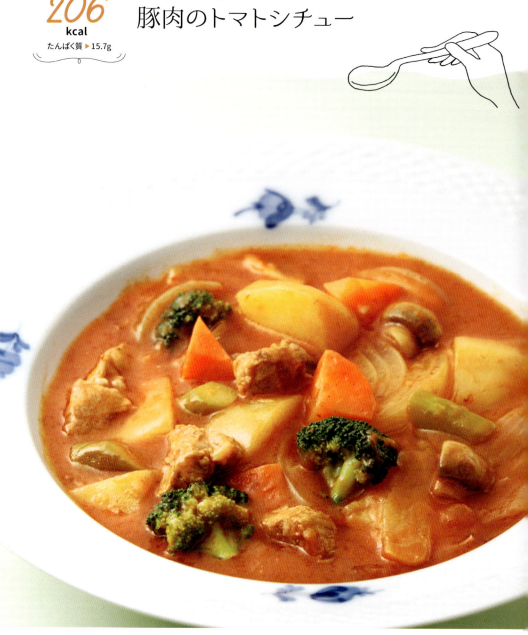

chapter 3 ** 「まごにわやさしい」簡単ダイエットレシピ

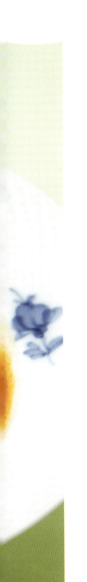

材　料（2人分）

豚もも肉	100g
じゃが芋	100g
人参	30g
玉ねぎ	120g
アスパラガス	20g
マッシュルーム	30g
ブロッコリー	40g
サラダ油	4g／小さじ1
小麦粉	10g／大さじ1強
A ┌ トマトピューレ・水	各150g
│ コンソメ	2g
└ 塩・こしょう	少々

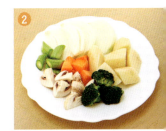

作り方

① 豚肉は2cm幅に切り、塩・こしょうをしておく。

② 玉ねぎは縦8つにくし形に、じゃが芋・人参・アスパラガス・マッシュルームは食べやすい大きさに切る。じゃが芋は水にさらす。ブロッコリーは小房に分け熱湯でさっとゆでる。

③ 鍋に油を熱し、玉ねぎを炒め色づいたら豚肉、じゃが芋と人参、Aを入れ、ひと煮立ちしたらアスパラガスとマッシュルームを入れて煮込む。

④ フライパンを熱し小麦粉を入れ、弱火で茶色になるくらいまで炒め、③の煮汁を加えながらルーを作る。

⑤ ③に④を溶き入れ、塩・こしょうして煮込む。最後にブロッコリーを入れる。

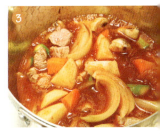

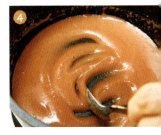

野菜に多く含まれるビタミンB類は水溶性なので、シチューなどにはたくさん入れるのがおすすめです。

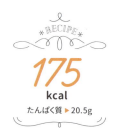

175 kcal
たんぱく質 ▶ 20.5g

＊肉のメニュー 14
冷しゃぶ

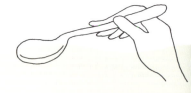

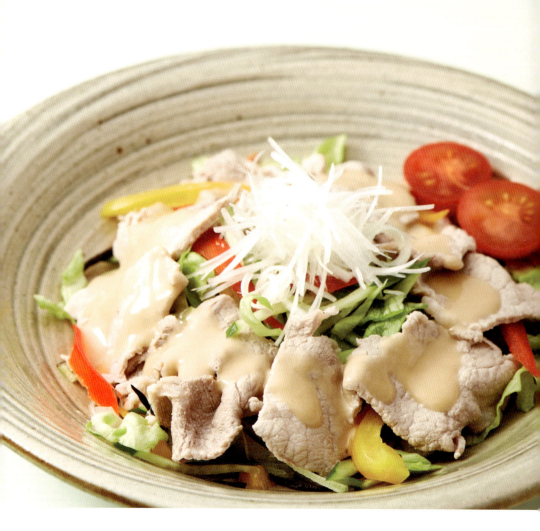

chapter 3 ** 「まごにわやさしい」簡単ダイエットレシピ

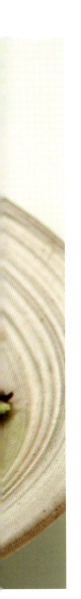

材料(2人分)

豚もも薄切り肉	160g
きゅうり	80g
レタス	100g
長ねぎ	50g
赤・黄パプリカ	30g
芽ひじき	2g
A しゃぶしゃぶのたれ	40g
ごま	6g／小さじ2
ミニトマト	20g／2個

作り方

① きゅうり・パプリカは斜めのせん切り、レタスは太めのせん切りにする。芽ひじきは水でもどし、水気を切る。

② 長ねぎは白髪ねぎにして水にさらし、水気を切る。飾り用に半分を別にし、残りを①と混ぜ合わせておく。

③ 豚もも肉は一口大に切り、熱湯にくぐらせてから氷水で冷やし、ざるにあげる。

④ 器に②を敷き、③の肉を並べ、白髪ねぎを天盛りにして、Aをかけ、ミニトマトを添える。

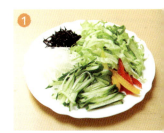

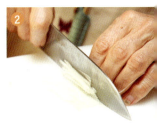

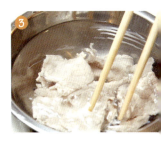

> しゃぶしゃぶにすることで肉の脂が落ち、脂肪の摂取を控えることができます。

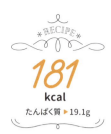

181 kcal
たんぱく質 ▶ 19.1g

＊肉のメニュー 15

豚ヒレ肉のレモンあんかけ

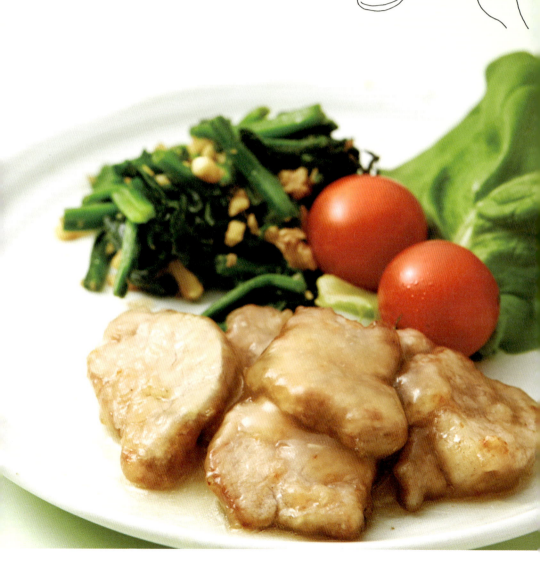

chapter 3 ** 「まごにわやさしい」簡単ダイエットレシピ

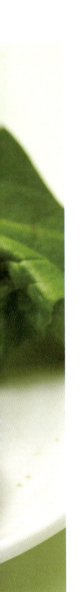

材料(2人分)

	豚ヒレ肉	160g
	塩・こしょう・酒	少々
	片栗粉	適量
	揚げ油	適量
A	中華スープ	30g／大さじ2
	砂糖	10g／大さじ1弱
	レモン汁	20g／大さじ1強
	片栗粉	2g／小さじ1弱
	水	少々
	サラダ菜	20g／2枚
	ミニトマト	40g／4個
	ほうれん草	80g
B	くるみ(つぶす)	10g
	みりん	6g／小さじ1
	しょうゆ	8g／小さじ1強

作り方

① 豚肉は食べやすい大きさに切り塩・こしょうして酒をふり、片栗粉をまぶして炒め揚げする。

② 鍋にAを入れて煮立て、水溶き片栗粉を加えてとろみがついたら火からおろし、レモン汁を加え、レモンあんを作る。

③ ①の豚肉にレモンあんをからめる。

④ ほうれん草は熱湯でさっとゆでて食べやすい大きさに切り、水気をしぼり、Bで和える。

⑤ 器にサラダ菜を敷いて③を盛り、ミニトマトと④を添える。

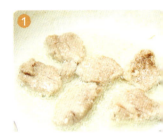

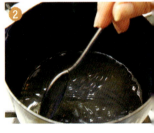

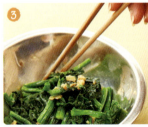

ヒレ肉は他の部位に比べて低カロリー・高たんぱくで、ビタミンB₁、B₂も多く含まれています。

69

173 kcal
たんぱく質 ▶ 21g

＊魚のメニュー1
白身魚のクリームソースかけ

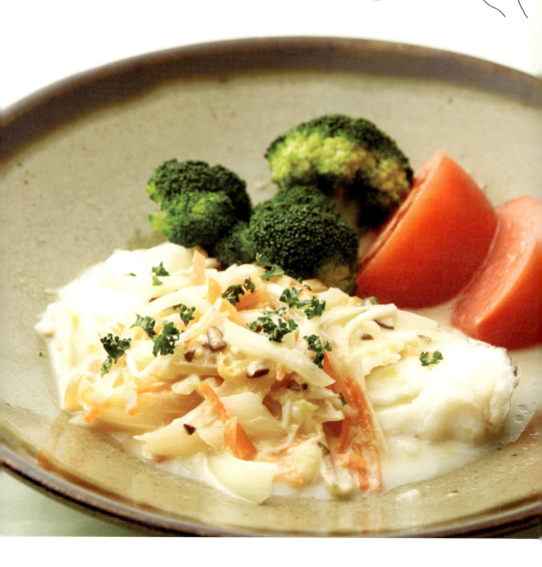

chapter 3 ** 「まごにわやさしい」簡単ダイエットレシピ

材　料（2人分）

たら	200g	／2切れ
塩		少々
玉ねぎ		50g
人参		20g
エリンギ		40g
コーン（クリーム缶）		60g
オリーブ油	4g	／小さじ1
A　コンソメスープ	100g	／1/2カップ
牛乳	40g	／大さじ3弱
全粒粉小麦粉	5g	／小さじ2弱
パセリ		少々
トマト		50g
ブロッコリー		60g

作り方

① たらに軽く塩をふって、焼く。

② 玉ねぎ・人参・エリンギはせん切りにする。

③ ブロッコリーは小房に分け、熱湯でさっとゆでる。

④ 鍋に油を熱し、②の野菜を炒める。Aを加えてひと煮立ちさせ、小麦粉でとろみをつける。

⑤ 器に①を盛り④をかけ、パセリを散らし、ブロッコリーとくし形に切ったトマトを添える。

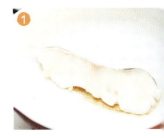

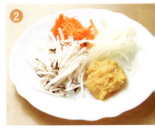

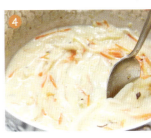

今回はたらを使いましたが、一般に白身魚は低脂肪、低カロリーで淡白な味が特徴です。鍋物・焼き物・蒸し物などいろいろな料理法を試してみましょう。

255 kcal
たんぱく質 ▶ 19.1g

＊魚のメニュー 2
さばの味噌だれ焼き

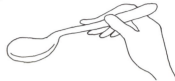

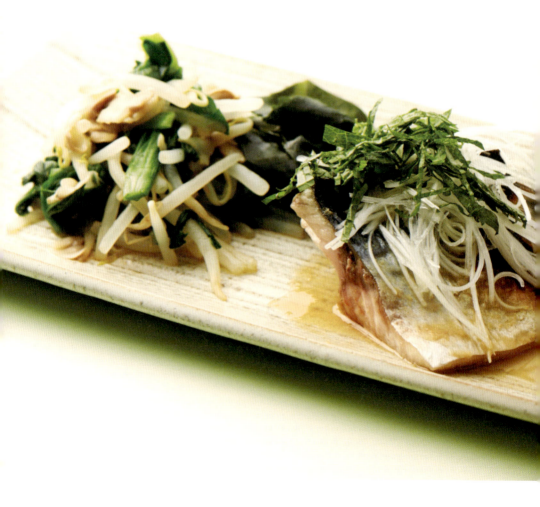

chapter 3 ** 「まごにわやさしい」簡単ダイエットレシピ

材　料（2人分）

	さば	160g／2切
	長ねぎ	40g
	大葉	4g／4枚
A	味噌	12g／小さじ2
A	みりん	10g／小さじ2弱
A	料理酒	10g／小さじ2
	もやし	80g
	にら	50g
	マッシュルーム	20g
	和風ドレッシング	20g／大さじ1強
	カットわかめ	2g

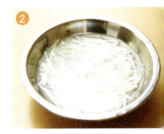

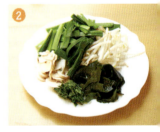

作り方

① 魚に塩少々を振ってしばらくおく。

② ねぎは白髪ねぎにして水にさらし、水気をよく切る。大葉はせん切りに、にらは3cm長さ、マッシュルームはうす切りにする。わかめは水で戻し、水気を切っておく。

③ ボウルにAの調味料を合わせ、味噌だれを作る。

④ にらとマッシュルーム、もやしは熱湯でさっとゆで、ドレッシングで和える。

⑤ 魚を焼いて、器に盛り、③の味噌だれをぬり、白髪ねぎと大葉を上に盛り、わかめを添える。

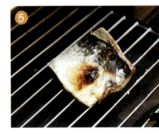

さばは、悪玉コレステロールを減らし、善玉コレステロールを増やす働きをするDHAやEPAを豊富に含んでいます。積極的にお料理に取り入れましょう。

169 kcal
たんぱく質 ▶ 19.6g

＊魚のメニュー 3

白身魚のムニエル カレー風味

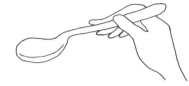

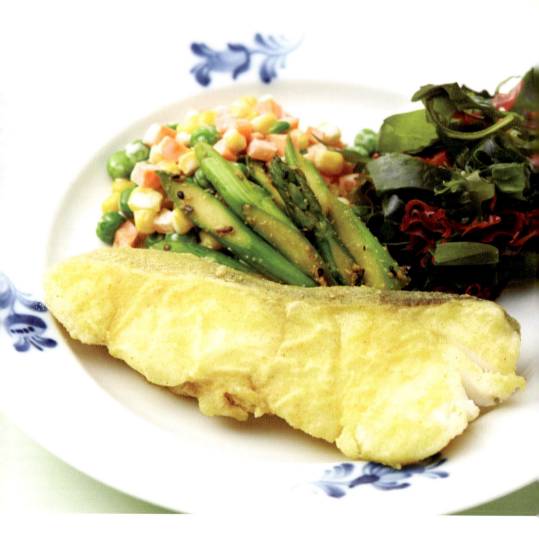

chapter 3 ** 「まごにわやさしい」簡単ダイエットレシピ

材料(2人分)

たら............................200g／2切れ
塩・こしょう....................少々
A ┌ カレー粉......................少々
  └ 全粒粉小麦粉..............8g／大さじ1弱
オリーブ油......................6g／小さじ1強
ミックスベジタブル............100g
B ┌ カロリーハーフマヨネーズ
  │ ....10g／大さじ1弱
  └ 塩・こしょう................少々
アスパラガス....................40g
C ┌ 黒ごま......................3g／小さじ1
  └ しょうゆ....................6g／小さじ1
海藻ミックス....................3g

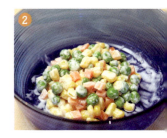

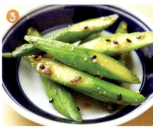

作り方

① たらは塩、こしょうし、Aをまぶす。

② ミックスベジタブルは熱湯をかけ、水気を切り、Bで和える。

③ アスパラガスははかまをとり、3cm長さに切ってから熱湯でゆで、Cで和える。

④ 海藻ミックスは水で戻し、水気を切る。

⑤ フライパンに油を熱し、①を両面焼く。器に盛り、②、③、④を添える。

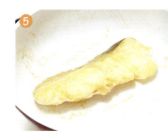

> ムニエルの小麦粉には低GIの全粒粉小麦粉を使用しています。カレー粉は香りもよく、食欲をそそります。

75

310 kcal
たんぱく質 ▶ 20g

＊魚のメニュー 4
サーモンの バター焼き

> 鮭に豊富に含まれるビタミンDは、カルシウムの吸収を助け、骨の形成に深い関わりがあります。1年中出回っていて手に入れやすい食材です。

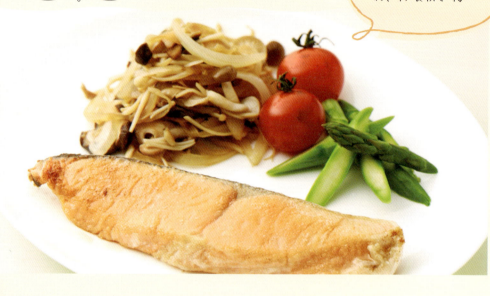

材料(2人分)

生鮭	180g	/ 2切れ
塩・こしょう	少々	
全粒粉小麦粉	10g	/ 大さじ1強
A　バター	8g	/ 小さじ2
オリーブ油	2g	/ 小さじ1弱
玉ねぎ	100g	
生しいたけ	40g	
えのき茸	40g	
しめじ	40g	
B　しょうゆ	8g	/ 小さじ1強
白ワイン	20g	/ 小さじ4
オリーブ油	4g	/ 小さじ1
アスパラガス	50g	
ミニトマト	40g	/ 4個

作り方

① 鮭は塩、こしょうして小麦粉をまぶす。

② 玉ねぎは半分に切ってから薄切り、生しいたけは石づきをとり食べやすい大きさに切る。えのき茸としめじは根元をとってから、えのき茸は半分に切り、しめじはほぐす。アスパラガスは熱湯でゆでて斜め細切りにする。

③ フライパンにAを熱して①を両面焼く。

④ 鍋に油を熱し、玉ねぎときのこを炒め、Bを加えて調味する。

⑤ 器に③を盛り、④、アスパラガス、ミニトマトを添える。

chapter 3 ** 「まごにわやさしい」簡単ダイエットレシピ

RECIPE
157 kcal
たんぱく質 ▶ 16.2g

*魚のメニュー5
刺身サラダ

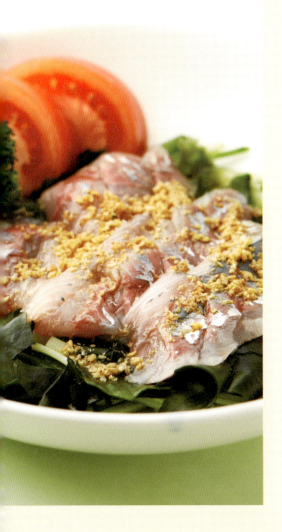

材　料（2人分）

あじ（刺身用）		140g
きゅうり		80g
カットわかめ		3g
A	白すりごま	8g／大さじ1弱
	しょうが汁	4g／小さじ1弱
	砂糖	2g／小さじ1弱
	酢	12g／小さじ2強
	しょうゆ	10g／小さじ2弱
	だし汁	10g／小さじ2
	オリーブ油	4g／小さじ1弱
ブロッコリー		60g
トマト		50g

作り方

① あじはそぎ切りにする。

② きゅうりはせん切りにし、冷水にさらして水気を切る。わかめは水で戻し、水気を切る。ブロッコリーは小房に分け熱湯でさっとゆでる。トマトはくし形に切る。

③ ボウルにAを入れ混ぜあわせる。

④ 器にきゅうりとわかめを盛り、あじをのせ、③のたれをかけブロッコリーとトマトを添える。

あじのさっぱりした美味しさは、グルタミン酸やイノシン酸などの旨味成分がたっぷり含まれているからです。サラダにして野菜もたくさん摂りましょう。

77

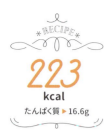

223 kcal
たんぱく質 ▶ 16.6g

＊大豆と卵ときのこのメニュー *1*
大豆まるごとハンバーグ

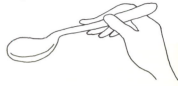

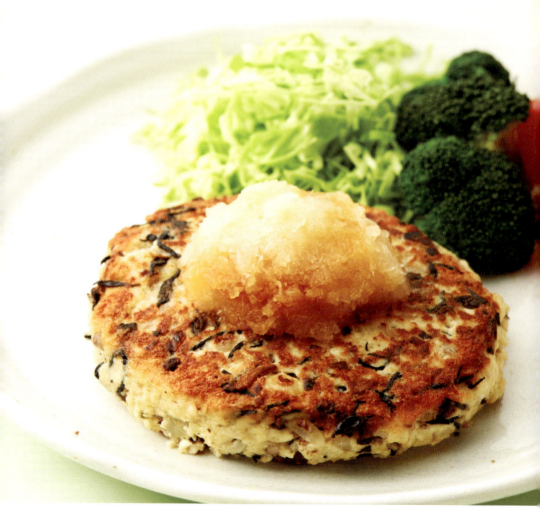

chapter 3 ** 「まごにわやさしい」簡単ダイエットレシピ

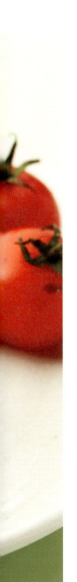

材　料（2人分）

木綿豆腐		140g
合挽肉（赤身）		60g
生しいたけ		20g
芽ひじき		4g
玉ねぎ		40g
ゆで大豆		20g
サラダ油	3g	／小さじ1弱
A 卵		20g
パン粉	8g	／大さじ1弱
塩・しょうが汁		少々
ごま油	6g	／小さじ1強
B 大根おろし		80g
しょうゆ	8g	／小さじ2弱
キャベツ		60g
ミニトマト	40g	／4個
ブロッコリー		60g

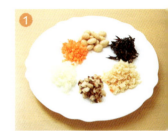

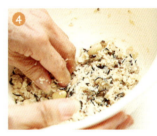

作り方

① 豆腐は粗くくずし、水気を切る。ひじきは水で戻し熱湯でさっとゆでる。玉ねぎ、生しいたけはみじん切りにして炒める。

② キャベツはせん切りにする。ブロッコリーは小房に分け、熱湯でさっとゆでる。

③ 大根はおろして軽く水気を絞り、しょうゆと和える。

④ ボウルに①と挽肉、ゆで大豆、Aを入れ、よくこねて小判型に形作る。フライパンにごま油を熱し、両面を焦げ目がつくまで焼き、ふたをして中まで火を通す。

⑤ 器に④を盛り、③をかけ、②、ミニトマトを添える。

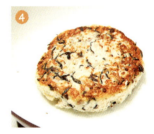

ゆで大豆をそのままを使いました。食感の楽しさを味わってください。

RECIPE
236 kcal
たんぱく質 ▶ 14g

＊大豆と卵ときのこのメニュー 2
生揚げと野菜の中華炒め

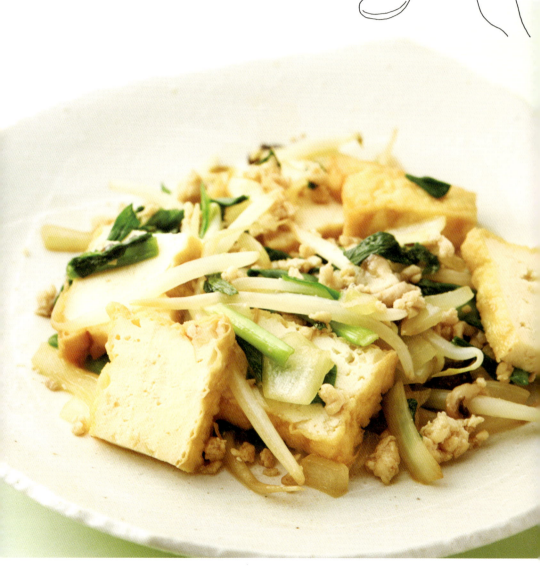

chapter 3 ** 「まごにわやさしい」簡単ダイエットレシピ

材料（2人分）

	生揚げ	150g
	豚挽肉（赤身）	50g
A	しょうゆ	6g／小さじ1
	酒	4g／小さじ1弱
	干しいたけ	5g／小1個
	にら	40g
	もやし	40g
	玉ねぎ	50g
	しょうが	4g／少々
	サラダ油	6g／小さじ1強
B	しょうゆ	12g／小さじ2
	酒	6g／小さじ1
	しいたけの戻し汁	15g／大さじ1
	ごま油	2g／少々

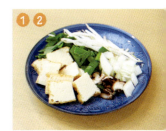

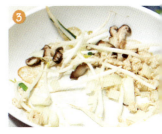

作り方

1. 生揚げは熱湯をかけて油抜きして縦半分に切り、食べやすい厚さに切る。
2. しいたけはぬるま湯で戻しせん切りにする（戻し汁は残しておく）。にら・玉ねぎは食べやすい大きさに切る。しょうがはみじん切りにする。
3. 挽肉はAと混ぜ合わせておく。
4. 鍋に油を熱し、しょうがを炒め香りが出てきたら挽肉を炒め、色が変わったら玉ねぎ、もやしを入れる。火が通ったら生揚げ、にら、Bを加えてひと煮立ちさせる。仕上げにごま油で香り付けをする。

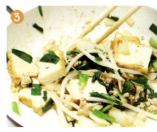

にらの緑が鮮やかな一品。小松菜やチンゲン菜でもOKです。

RECIPE
173 kcal
たんぱく質 ▶ 11.1g

＊大豆と卵ときのこのメニュー 3
豆腐ステーキ

> えのきの瓶詰めを使用した簡単料理です。えのきに味がついているので味付けは不要です。

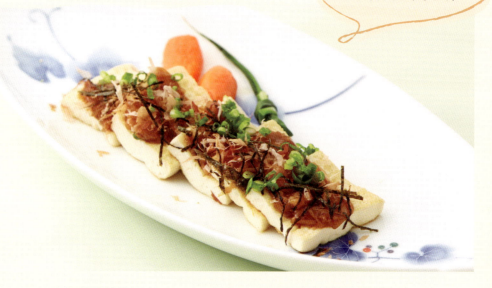

材　料(2人分)

木綿豆腐	300g
サラダ油	4g／小さじ1
削り節	少々
万能ねぎ	15g
刻みのり	少々
えのき味付瓶詰め	60g
あさつき	20g／4本
人参	40g
A　バター	4g／小さじ1
みりん	10g／小さじ2弱
塩	少々

作り方

① 豆腐は、半分に切り5等分にして重しをしてしっかり水気を切る。

② 万能ねぎは小口切りに、あさつきは熱湯でさっとゆでて食べやすくまとめる。

③ 人参はシャトー切りにし、下ゆをしてAで炒り煮する。

④ フライパンに油を熱し、豆腐を両面に色がつく程度に焼く。

⑤ 器に④を盛り、えのきをかけ、削り節、刻みのりを散らし、②、③を添える。

chapter 3 ✱✱「まごにわやさしい」簡単ダイエットレシピ

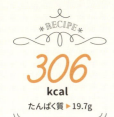

306 kcal
たんぱく質 ▶ 19.7g

✱大豆と卵ときのこのメニュー 4
豆腐のピカタ

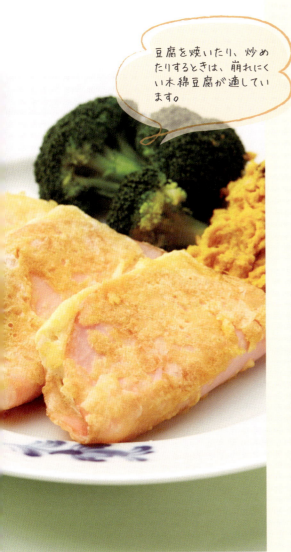

豆腐を焼いたり、炒めたりするときは、崩れにくい木綿豆腐が適しています。

材料(2人分)

木綿豆腐	200g
塩・こしょう	少々
ボンレスハム	60g／6枚
全粒粉小麦粉	適量
卵	60g／中1個
粉チーズ	6g／大さじ1
オリーブ油	4g／小さじ1
ブロッコリー	60g
かぼちゃ(冷凍)	80g
レーズン	10g
くるみ	10g
カロリーハーフマヨネーズ	20g／大さじ1強

作り方

① 豆腐は3等分にしてペーパータオルに包んで水気を切り、塩・こしょうをしてハムでくるみ、小麦粉をまぶす。

② ブロッコリーは小房に分け、熱湯でさっとゆでる。

③ かぼちゃは解凍して皮をむく。ボウルに入れ、くるみ、レーズン、マヨネーズを加えて混ぜ合わせ、塩・こしょうで味を調える。

④ 溶き卵と粉チーズを混ぜ合わせて①に絡め、フライパンに油を熱して両面を焼く。器に盛り、②、③を添える。

248 kcal
たんぱく質 ▶ 19.1g

＊大豆と卵ときのこのメニュー 5
炒り豆腐

炒り豆腐に赤の人参、緑のいんげん、黄の卵、茶の挽肉が入った彩りのきれいな一品です。

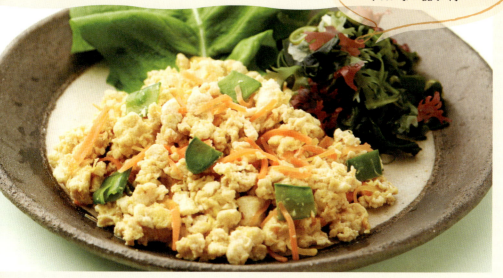

材　料（2人分）

木綿豆腐	300g	
人参	30g	
さやいんげん	40g	
鶏挽肉	60g	
卵	50g	／中1個
ごま油	4g	／小さじ1
A 砂糖	6g	／小さじ2
塩	少々	
しょうゆ	16g	／大さじ1弱
海藻ミックス	4g	
白ごま	2g	／小さじ1弱
サラダ菜	20g	／2枚

作り方

① 豆腐は布巾で水気を絞る。

② 人参は2〜3cm長さのせん切り、いんげんは2〜3cm長さの斜め切りにする。海藻ミックスは水で戻し、水気を切る。

③ 鍋に油を熱し、挽肉と人参を入れて挽肉がパラパラになるまで炒め、いんげんを加え、火が通ったら豆腐とAを加えて炒める。煮汁が少なくなってきたら、溶き卵とごまを加え混ぜ合わせる。

④ 器に③を盛り付け、サラダ菜と②を添える。

chapter 3 ** 「まごにわやさしい」簡単ダイエットレシピ

RECIPE 134 kcal
たんぱく質 ▶ 10.7g

＊大豆と卵ときのこのメニュー 6
煮奴

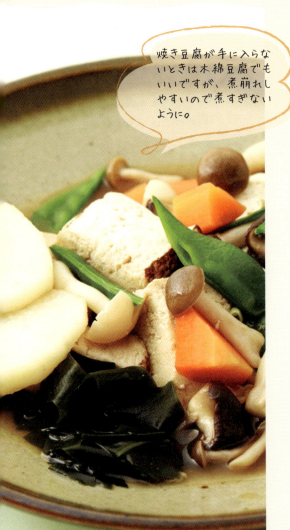

焼き豆腐が手に入らないときは木綿豆腐でもいいですが、煮崩れしやすいので煮すぎないように。

材　料（2人分）

焼き豆腐	200g
しめじ	80g
生しいたけ	40g
人参	40g
さやいんげん	20g
A ┌ しょうゆ	12g／小さじ2
├ 酒	6g／小さじ1強
└ みりん	10g／小さじ2弱
長芋	40g
カットわかめ	3g

作り方

① 焼き豆腐は食べやすい大きさに切る。しめじは根元をとり小房に分け、しめじは根元をとり小房に分ける。生しいたけは石づきをとり一口大に切る。人参は乱切りにして下ゆでする。さやいんげんは3cm長さに切る。

② 長芋は皮をむき1cm幅の輪切りにする。わかめは水で戻して水気を切る。

③ 鍋に①がひたひたになるくらいのだし汁とAを入れ、煮含める。

④ ③の具を器に盛り、残りのだし汁で長芋をさっと煮て盛り付け、わかめを添え、煮汁をかける。

85

190 kcal
たんぱく質 ▶ 11.9g

*大豆と卵ときのこのメニュー7
ふくさ焼き

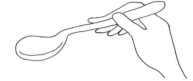

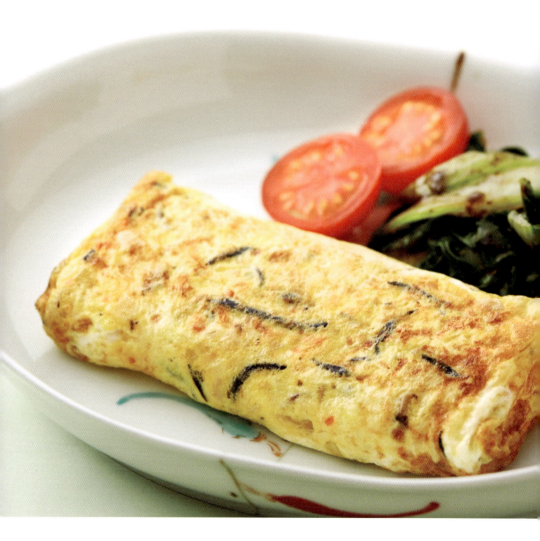

chapter 3 ** 「まごにわやさしい」簡単ダイエットレシピ

材料（2人分）

卵	150g／中3個
たけのこ水煮	20g
人参	10g
玉ねぎ	20g
干しいたけ	2g
芽ひじき	少々
ゆで大豆	20g
サラダ油	8g／小さじ2
塩	2g
チンゲン菜	100g
海苔の佃煮	30g
ミニトマト	20g／2個

作り方

① たけのこ、人参、玉ねぎはみじん切りにする。干しいたけはぬるま湯で戻し、石づきをとりみじん切りにする。芽ひじきは水で戻し、水気を切る。

② フライパンに油の半量を熱し、①を炒め、火が通ったら取り出す。

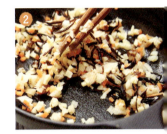

③ ボールに卵を溶き、塩、②、ゆで大豆を入れ、混ぜ合わせ、フライパンに残りの油を足し、③を形を整えながら両面を焼く。

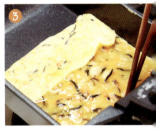

④ チンゲン菜は食べやすい大きさに切り、熱湯でさっとゆで、水気を絞り海苔の佃煮で和える。

⑤ 器に③を盛り、④とミニトマトを添える。

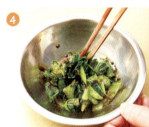

ふくさ焼きの具材に芽ひじきを使用することで、海藻類が摂取でき、彩りもよくなります。

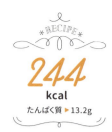

RECIPE 244 kcal
たんぱく質 ▶ 13.2g

大豆と卵ときのこのメニュー 8
五目炒り卵

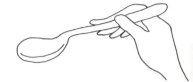

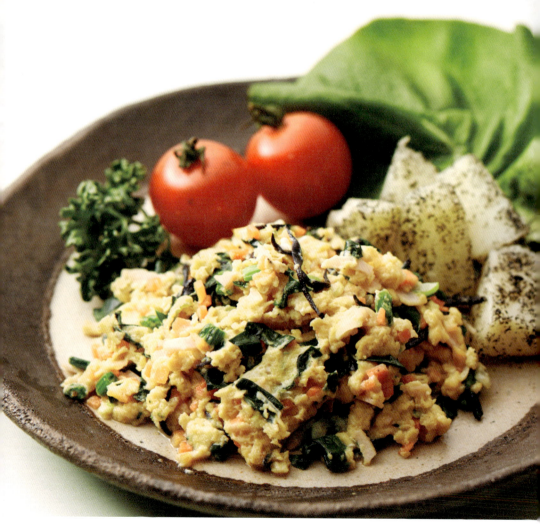

chapter 3 ✳︎✳︎「まごにわやさしい」簡単ダイエットレシピ

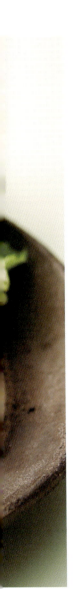

材料（2人分）

卵	150g／3個	
人参	20g	
芽ひじき	1g	
ほうれん草	60g	
長ねぎ	10g	
ロースハム	30g／2枚	
サラダ油	8g／小さじ2	
A　酒	5g／小さじ1	
砂糖	6g／小さじ2	
塩	少々	
しょうゆ	8g／小さじ1強	
じゃが芋	80g	
塩・こしょう	少々	
黒すりごま	少々	
サラダ菜	20g／2枚	
ミニトマト	40g／4個	
パセリ	少々	

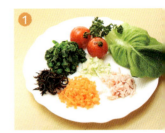

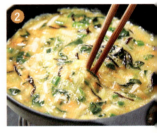

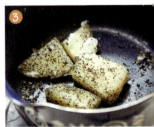

作り方

① 人参、長ねぎ、ハムは粗みじん切りに、ほうれん草は熱湯でさっとゆで、粗みじん切りにする。芽ひじきは水で戻す。

② ボウルに卵を割り入れ、①、Aを入れて混ぜ合わせて油を入れたフライパンに流し入れ、かき混ぜながら全体に火を通す。

③ じゃが芋は乱切りにしてゆで、火が通ったらゆで汁を捨てて塩・こしょうをしてから煎りし、ごまをまぶす。

④ 器に②を盛り、サラダ菜、③、ミニトマト、パセリを添える。

> 調味料に高GIの砂糖を使用していますが、少量ですので気にすることはありません。みりんで代用してもいいですね。

89

RECIPE 143 kcal
たんぱく質 ▶ 9.9g

＊大豆と卵ときのこのメニュー 9

きのこのチーズ焼き

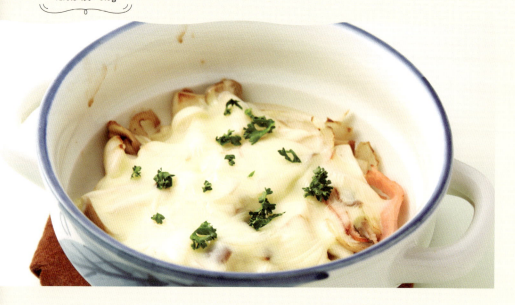

材料(2人分)

しめじ	50 g
エリンギ	40 g
生しいたけ	30 g／中2個
マッシュルーム	20 g／小2個
玉ねぎ	40 g
ロースハム	30 g／2枚
オリーブ油	4 g／小さじ1
塩・こしょう	少々
スライスチーズ	45 g／3枚
パセリ	少々

作り方

① しめじは根元を取り、小房に分ける。エリンギは3～4cmの長さの短冊切りに、生しいたけは石づきを取り細切りにする。マッシュルーム・玉ねぎ・ロースハムは細切りにする。

② フライパンに油を熱し①を炒め、塩・こしょうで味を調える。

③ 耐熱の器に②を入れチーズをのせ、オーブンでチーズが溶けるまで焼き、パセリを散らす。

> チーズ、ハムには塩分が多く含まれています。味付けの調味料は控えめに。

chapter 3 ** 「まごにわやさしい」簡単ダイエットレシピ

* RECIPE *
135 kcal
たんぱく質 ▶ 8.9g

＊大豆と卵ときのこのメニュー10
卵と野菜のグラタン

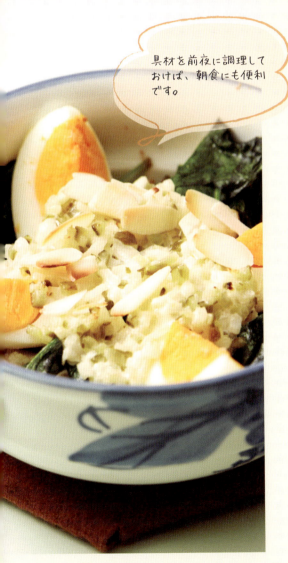

具材を前夜に調理しておけば、朝食にも便利です。

材　料（2人分）

卵	100g／中2個
しめじ	40g
カリフラワー	40g
ほうれん草	140g
バター	4g／小さじ2
塩・こしょう	少々
玉ねぎ	30g
ピクルス	10g
アーモンドスライス	5g
A｛ カロリーハーフマヨネーズ	15g／大さじ1強
塩・こしょう	少々
ナツメグ	少々

作り方

① 卵は硬めにゆで、1個を縦4等分に切る。

② カリフラワーは小房に分け熱湯でさっとゆでる。しめじは根元をとり小房に分ける。ほうれん草は食べやすい大きさに切る。

③ 玉ねぎ・ピクルスはみじん切りにし、Aと混ぜ合わせる。

④ フライパンにバターを熱して②を炒め、塩・こしょうで味を調える。

⑤ 耐熱容器に④とゆで卵を盛り、③のソースとアーモンドをかけ、オーブンで表面が色づく程度に焼く。

119 kcal
たんぱく質 ▶ 11.1g

＊缶詰などを使ったもう一品1
いわし缶のみぞれ和え

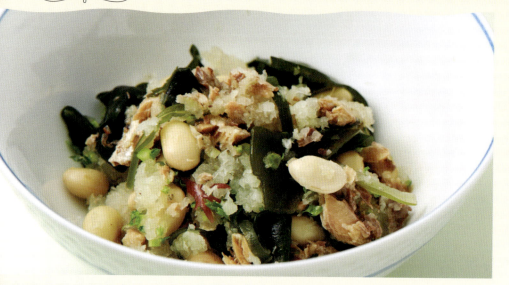

材料(2人分)

いわし味付缶	70g／1缶
大根	100g
大根葉	少々
ゆで大豆	30g
海藻ミックス	2g

作り方

① 大根はおろして軽く水気を絞る。大根葉は粗みじん切りに、海藻ミックスは水で戻し、水気を切る。

② ボウルに①、ゆで大豆を入れ、いわし缶詰をざっくりと和える。

> 味付缶を使うなら、他の材料には何も味を付けずに。缶詰の味が濃い目なので、ちょうどよい感じになります。

chapter 3 ** 「まごにわやさしい」簡単ダイエットレシピ

RECIPE
47 kcal
たんぱく質 ▶ 7.2g

缶詰などを使ったもう一品 2
ツナ缶の温野菜和え

材料（2人分）

ツナ缶	70g／1缶
小松菜	80g
赤パプリカ	10g
もやし	80g
和風ドレッシング	20g／大さじ1強

作り方

❶ 小松菜は食べやすい大きさに切り、赤パプリカは細切りにする。

❷ ①の野菜は別々に熱湯でさっとゆでて冷ます。

❸ ②の水気を絞り、ツナ缶とドレッシングで和える。

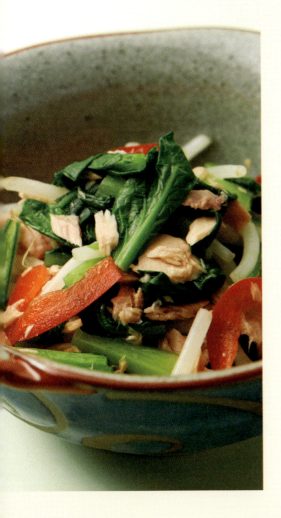

> 困ったときのツナ缶！そのまま食べても美味しいし、アレンジの幅も広いのが魅力です。

93

RECIPE
252 kcal
たんぱく質 ▶ 12g

＊缶詰などを使ったもう一品 3
さんま缶のチーズ焼き

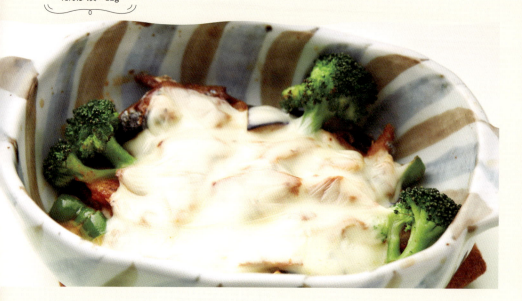

材料(2人分)

さんま水煮缶	100g ／ 1缶
なす	60g
エリンギ	20g
チンゲン菜	80g
オリーブ油	6g ／小さじ1強
トマトソース	40g
スライスチーズ	30g ／ 2枚
ブロッコリー	30g

作り方

① なすは乱切り、エリンギは細切り、チンゲン菜はざく切りにする。

② フライパンに油を熱し①を炒め、トマトソースを入れて炒め塩・こしょうで味を調える。

③ ブロッコリーは小房に分けて熱湯でさっとゆでる。

④ 耐熱皿に②を入れ、さんまを軽くほぐして盛り、チーズとブロッコリーをのせ、オーブンで色がつくまで焼く。

> 缶詰のさんまでとっても簡単にイタリア料理ができます。ズッキーニやパプリカなどでもいいですね。

chapter 3 ** 「まごにわやさしい」簡単ダイエットレシピ

RECIPE
173 kcal
たんぱく質 ▶ 5.3g

＊缶詰などを使ったもう一品 4
さば缶とポテトのカレーソテー

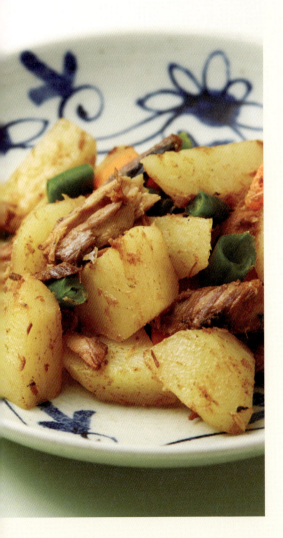

材　料（2人分）

さば水煮缶	55g／1缶
じゃが芋	160g
人参	20g
いんげん	20g
サラダ油	4g／小さじ1
カレー粉	少々
塩・こしょう	少々

作り方

① じゃが芋は乱切り、人参は小さめの乱切りにする。いんげんは2cm長さに切り、共に下ゆでをする。

② フライパンに油を熱し①を炒め、さば缶を入れて軽く炒め、カレー粉、塩・こしょうで味を調える。

さば缶の匂いが苦手な人もカレー粉でひと味違う炒めものに。塩分も控えられて一石二鳥です。

95

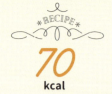

RECIPE
70 kcal
たんぱく質 ▶ 10.4g

＊缶詰などを使ったもう一品 5
サラダチキンサラダ

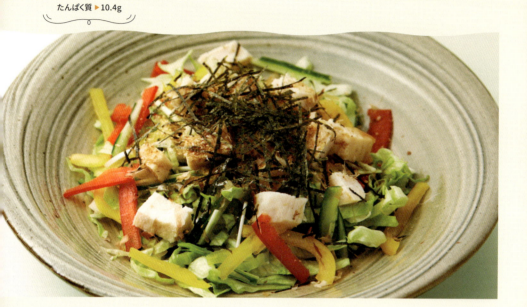

材　料（2人分）

サラダチキン	80g
レタス	100g
きゅうり	50g
水菜	40g
パプリカ（赤、黄、オレンジ）	30g
和風ドレッシング	40g／大さじ2強
刻みのり	少々
削り節	少々
白すりごま	少々

作り方

① 野菜はすべて細切りにして水にさらし、水気を切る。

② サラダチキンは角切りにする。

③ 器に①を盛り、②をのせドレッシングをかけ、ごま・削り節・刻みのりを散らす。

> 人気のサラダチキンは低カロリー高たんぱくでダイエットに最適。たっぷりの野菜と一緒に食べましょう。

chapter 3 ** 「まごにわやさしい」簡単ダイエットレシピ

*味噌汁いろいろ1
豚汁

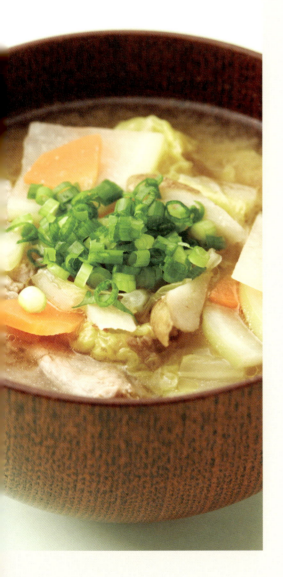

材　料（2人分）

豚もも薄切り肉	40g
人参	30g
大根	80g
こんにゃく	20g
ごぼう	30g
白菜	80g
しょうが	少々
サラダ油	4g／小さじ1
だし汁	300g
味噌	20g／大さじ1強
万能ねぎ	10g

作り方

① 豚肉は一口大に切る。人参・大根はいちょう切り、白菜はざく切りにする。こんにゃくは短冊に切り下ゆでをする。ごぼうはささがきにして水にさらす。

② しょうがは薄切りにする。

③ 鍋に油を熱してしょうがを炒め、香りが出たら①を加えて炒め、だし汁を入れて煮る。野菜に火が通ったら味噌を加える。

④ 椀に盛り、小口切りしたねぎを散らす。

> 具だくさんの味噌汁の代表格の豚汁です。具材をごま油で炒めてしょうゆで味付けしたけんちん汁もおすすめ！

＊味噌汁いろいろ2
あさりの味噌汁

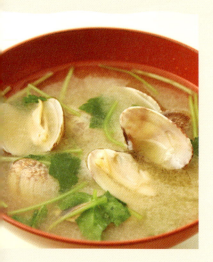

材　料(2人分)

あさり（殻つき）	250g
三つ葉	10g
水	400g／2カップ
味噌	20g／大さじ1強

作り方

1. 鍋に水とあさりを入れて火にかけ、あさりの殻が全部開いたら、味噌を加えひと煮立ちさせる。
2. 椀に①を注ぎ、短めに切った三つ葉を添える。

> 砂抜き済みのあさりを使っています。あさりからいいだしが出るので、だし汁いらずです。

> 変わり味噌汁その1です。味噌と豆乳はよく合うのでおすすめです。

＊味噌汁いろいろ3
豆乳入り味噌汁

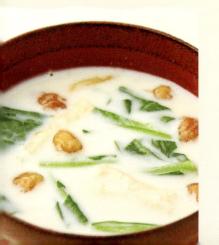

材　料(2人分)

小松菜	60g
油揚げ	5g
なめこ	40g
だし汁	200g／1カップ
豆乳	200g／1カップ
味噌	20g／大さじ1強

作り方

1. 小松菜・油揚げは食べやすい大きさに切る。
2. 鍋にだし汁・豆乳を入れて煮立て、小松菜・油揚げ・なめこ・味噌を入れてひと煮立ちさせる。

chapter 3 ＊＊ 「まごにわやさしい」簡単ダイエットレシピ

＊味噌汁いろいろ 4
牛乳入り味噌汁

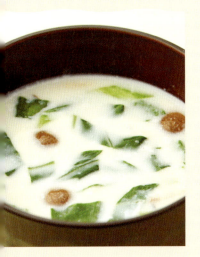

材　料（2人分）

豆腐　　　　　　　　　60g
しめじ　　　　　　　　20g
チンゲン菜　　　　　　40g
だし汁　　　100g／1/2カップ
牛乳　　　　100g／1/2カップ
味噌　　　　20g／大さじ1強

作り方

① 豆腐・チンゲン菜は食べやすい大きさに切る。しめじは根元を取り、小房に分ける。
② 鍋にだし汁と①を入れて煮立て、味噌・牛乳を入れて、ひと煮立ちさせる。

> 変わり味噌汁その2です。牛乳を入れることでまろやかに、ちょっと洋風になるので、洋のおかずとあわせて。

＊味噌汁いろいろ 5
落とし卵の味噌汁

> 卵が半熟になってから具材と味噌を入れます。卵が崩れてしまうと濁ってしまうので注意して。

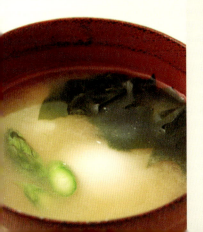

材　料（2人分）

卵　　　　　　100g／中2個
アスパラガス　　　　　20g
カットわかめ　　　　1g／少々
だし汁　　　200g／1カップ
味噌　　　　20g／大さじ1強

作り方

① アスパラガスは斜め細切り、わかめは水で戻す。
② 鍋にだし汁を煮立て、卵を割り入れて、半熟になったら、①・味噌を入れてひと煮立ちさせる。

99

食品別 GI 値リスト

穀物・パン・めん類

● 穀類（すべて炊いたもので算出）

食　材	GI 値	Kcal
もち	85	235
精白米	84	168
もち米	80	—
赤飯	77	189
胚芽精米	70	167
麦（押し麦）	65	—
玄米（5 分づき）	58	—
おかゆ（精白米）	57	71
玄米	56	165
五穀米	55	126
発芽玄米	54	—
黒米	50	—
赤米	49	—
はと麦	48	—
おかゆ（玄米）	47	70

● パン類

食　材	GI 値	Kcal
菓子パン類（あんぱん）	95	280
フランスパン	93	279
食パン	91	264
バターロール（ロールパン）	83	316
ベーグル	75	—
クロワッサン	68	448
ライ麦パン	58	264
全粒粉パン	50	—

● 麺類

食　材	GI 値	Kcal
ビーフン	88	377
うどん（乾）	85	348
うどん（生）	80	270
インスタントラーメン	73	445
中華めん（揚）	71	—
マカロニ	71	378
そうめん（乾）	68	356
スパゲッティ（乾）	65	378
スパゲッティ（ゆで）	65	149
中華めん（生）	61	281
そば（生）	59	274
そば（乾）	54	344
スパゲッティ（全粒粉）	50	—
春雨	32	342

● フレーク・オートミール類

食　材	GI 値	Kcal
コーンフレーク	75	381
玄米フレーク	65	—
オートミール	55	380
オールブランシリアル	45	—

● 粉・パン粉類

食　材	GI 値	Kcal
パン粉（乾燥）	70	373
片栗粉	65	330
白玉粉	65	369
小麦（薄力粉）	60	368
天ぷら粉	60	349
小麦粉（強力粉）	55	366
そば粉	50	361
アマランサス（玄穀）	45	358
小麦全粒粉	45	328

魚介・肉類

● 肉類

食　材	GI 値	Kcal
牛肉　レバー	49	132
豚肉　レバー	48	128
牛肉　ひき肉	46	224
牛肉　もも	46	209
牛肉　ロース	46	318

● GI 値（グリセミック・インデックス）：食品ごとの血糖値の上昇度合いを表した数値
● カロリー：食品 100g あたり

牛豚合いびき	46	222
鶏　レバー	46	111
牛肉　サーロイン	45	334
鶏　ささみ	45	105
鶏　ひき肉	45	166
鶏　むね	45	191
鶏　もも	45	200
豚　バラ	45	396
豚　ひき肉	45	221
豚　もも	45	183
豚　ロース	45	263

● 肉加工品類

食　材	GI値	Kcal
焼き豚	51	172
ベーコン	49	405
サラミ	48	497
コンビーフ	47	203
ソーセージ（ウィンナー）	46	321
生ハム	46	247
ロースハム	46	196

● 魚介類

食　材	GI値	Kcal
うに	49	120
あんこう（肝）	47	445
塩鮭	47	199
あじ（干物）	45	168
あなご	45	161
イクラ	45	272
かき	45	60
赤貝	44	74
しじみ	44	51
うなぎ（蒲焼）	43	293
しめさば	42	339
はまぐり	43	38
ほたて貝柱	42	97

あゆ	41	152
あさり	40	30
あじ	40	121
あまえび	40	87
いか	40	88
いわし	40	217
うなぎ（白焼）	40	331
かじき	40	115
かつお	40	114
かに（たらば）	40	58
かれい（子持ち）	40	143
かんぱち	40	129
きす	40	85
ぎんだら（切り身）	40	220
くるまえび	40	97
こはだ	40	160
さば	40	202
さんま	40	310
ししゃも	40	177
芝えび	40	83
しらす	40	113
たい	40	194
大正えび	40	95
たら	40	79
たらこ	40	140
生鮭	40	133
はまち	40	256
ひらめ	40	103
ふぐ	40	85
ブラックタイガー	40	82
ぶり	40	257
ほっけ	40	115
まぐろ（赤身）	40	125
まぐろ（トロ）	40	344
まだこ	40	76
むつ	40	189

● 魚加工品類

食　材	GI値	Kcal
ちくわ	55	121
かまぼこ	51	95
つみれ	47	113
ツナ缶	40	288

乳製品・卵
● ミルク・クリーム類

食　材	GI値	Kcal
生クリーム	39	433
エバミルク（無糖）	32	144
スキムミルク	30	359
低脂肪乳	26	46
牛乳	25	67
無脂肪乳	25	33
コーヒークリーム	24	211

● チーズ類

食　材	GI値	Kcal
エダムチーズ	33	356
クリームチーズ	33	346
ゴーダチーズ	33	380
パルメザンチーズ	33	475
カッテージチーズ	32	105
カマンベールチーズ	31	310
プロセスチーズ	31	339

● ヨーグルト類

食　材	GI値	Kcal
ドリンクヨーグルト	33	65
プレーンヨーグルト	25	62

● 油脂類（乳製品）

食　材	GI値	Kcal
マーガリン	31	758
バター	30	745

● 卵類

食　材	GI値	Kcal
鶏卵（生）	30	151
鶏卵（ゆで）	30	154

海藻類

食　材	GI値	Kcal
昆布（佃煮）	27	84
のりの佃煮	23	77
ひじき	19	139
昆布	17	138
あおのり	16	150
茎わかめ	16	15
生わかめ	16	16
味付けのり	15	179
カットわかめ	15	138
焼きのり	15	188
寒天	12	154
もずく	12	4
ところてん	11	2

調味料類
● みそ類

食　材	GI値	Kcal
みそ（合わせ）	34	189
みそ（白）	34	192
みそ（赤）	33	186
麦みそ	30	198

● みりん類

食　材	GI値	Kcal
みりん風調味料	16	226
みりん（本みりん）	15	241

● 調味料類

食　材	GI値	Kcal
こしょう	73	378
カレールー	49	512
ねりわさび	44	265
ガーリックパウダー	41	382
オイスターソース	30	107
ケチャップ	30	119
ウスターソース	29	117

	GI値	Kcal
ココナッツミルク	25	20
インスタント和風だし	21	224
めんつゆ（ストレート）	20	44
豆板醤	19	60
コンソメ（固形）	15	235
マヨネーズ	15	670
粒マスタード	14	229
マスタード	14	174
しょうゆ（濃口）	11	71
食塩	10	0
しょうゆ（薄口）	9	54
トマトソース	9	44
酢（米酢）	8	46
酢（穀物酢）	3	25
りんご酢	3	26
ワインビネガー	2	22

野菜・いも類

● 野菜・いも類

食　材	GI値	Kcal
じゃがいも	90	76
にんじん	80	37
やまいも（いちょういも）	75	108
大根（切干）	74	279
とうもろこし	70	92
かぼちゃ（西洋）	65	91
長いも	65	65
さといも	64	58
さつまいも	55	132
らっきょう	52	118
にんにく	49	134
ごぼう	45	65
れんこん	38	66
玉ねぎ	30	37
トマト	30	19
おくら	28	30
さやえんどう	28	36
長ねぎ	28	28
しょうが	27	30

	GI値	Kcal
カリフラワー	26	27
キャベツ	26	23
さやいんげん	26	23
大根	26	18
たけのこ	26	26
にら	26	21
パプリカ（赤ピーマン）	26	30
ピーマン	26	22
かぶ（根）	25	21
グリーンアスパラガス	25	22
春菊	25	22
なす	25	22
菜の花	25	33
ブロッコリー	25	33
貝割れ大根	24	21
セロリ	24	15
モロヘイヤ	24	38
きゅうり	24	14
クレソン	23	15
小松菜	23	14
ズッキーニ	23	14
チンゲン菜	23	9
白菜	23	14
レタス	23	12
サラダ菜	22	14
大豆もやし	22	37
ほうれん草	15	20

● きのこ類

食　材	GI値	Kcal
しいたけ（干し）	38	182
えのき	29	22
まつたけ	29	23
エリンギ	28	24
しいたけ（生）	28	18
しめじ	27	14
きくらげ	26	167
なめこ	26	14
マッシュルーム	24	11

● 種子類

食　材	GI値	Kcal
くり	60	164
ぎんなん	58	187

● こんにゃく類

食　材	GI値	Kcal
こんにゃく	24	5
しらたき	23	6

豆類・ナッツ類

● 豆類

食　材	GI値	Kcal
さらしあん	83	385
こしあん	80	155
つぶあん	78	244
レンズ豆	55	353
がんもどき	52	228
厚揚げ	46	150
あずき（缶）	45	218
あずき（乾燥）	45	339
グリーンピース	45	93
油揚げ	43	386
豆腐（絹ごし）	42	56
豆腐（木綿）	42	72
えんどう豆	38	352
高野豆腐	36	529
おから	35	111
きなこ	34	437
納豆	33	200
枝豆	30	135
そら豆（生）	30	108
大豆（水煮）	30	180
いんげん豆	27	333
豆乳	23	46
ゆば（生）	15	231

● 煮豆類

食　材	GI値	Kcal
うぐいす豆	58	240
おたふく豆	57	251
うずら豆	55	237

● 種子類

食　材	GI値	Kcal
カシューナッツ	34	576
アーモンド	30	606
ピーナッツ	28	562
マカデミアナッツ	27	720
ピスタチオ	18	615
くるみ	18	674

果物類

● 生果類

食　材	GI値	Kcal
パイナップル	65	51
すいか	60	37
バナナ	55	86
ぶどう（巨峰）	50	59
マンゴー	49	64
メロン	41	42
桃	41	40
柿	37	60
さくらんぼ	37	60
りんご	36	54
キウイ	35	53
ブルーベリー	34	49
レモン	34	54
はっさく	33	45
みかん	33	45
梨	32	43
オレンジ	31	46
グレープフルーツ	31	38
夏みかん	31	40
パパイヤ	30	38
いちご	29	34
アボカド	27	187
ゆず（果汁）	18	21
すだち（果汁）	17	20

● ジャム類

食　材	GI 値	Kcal
ジャム（いちご）	82	256

● ドライフルーツ類

食　材	GI 値	Kcal
ドライバナナ	65	299
レーズン	57	301
ドライプルーン	44	235
ドライあんず	41	288

● 缶詰類

食　材	GI 値	Kcal
黄桃缶詰	63	85
パイン缶詰	62	84
さくらんぼ缶詰	59	74
みかん缶詰	57	64

砂糖・菓子類、ドリンク・アルコール

● 砂糖類

食　材	GI 値	Kcal
グラニュー糖	110	387
氷砂糖	110	387
粉砂糖	109	386
上白糖	109	384
三温糖	108	382
黒砂糖	99	354
水あめ	93	328
はちみつ	88	294
メープルシロップ	46	257
人工甘味料（異性化液糖）	10	－

● 菓子類

食　材	GI 値	Kcal
キャンディー	108	396
どら焼き	95	284
チョコレート	91	557
せんべい	89	373
大福	88	235
キャラメル	86	433
ドーナッツ	86	387
かりんとう	84	441
ケーキ（生クリーム）	82	344
ケーキ（チョコレート）	80	－
だんご（あんこ）	80	201
ホットケーキ	80	261
だんご（みたらし）	79	197
クッキー	77	432
ケーキ (チーズ)	75	－
クラッカー	70	492
カステラ	69	319
アイスクリーム	65	212
ポテトチップス	60	554
プリン	52	126
ゼリー（ゼラチン）	46	45

● 飲料・アルコール類

食　材	GI 値	Kcal
ココア	47	271
コーラ	43	46
100%オレンジジュース	42	42
スポーツドリンク	42	19
カフェオレ	39	－
サワー	38	－
コーヒー（クリーム）	35	－
日本酒（純米酒）	35	103
ビール	34	40
ワイン	32	73
焼酎（甲類）	30	206
紅茶（ミルク）	20	－
コーヒー（無糖）	16	4
紅茶（無糖）	10	1
日本茶	10	0

（一般社団法人 日本ダイエットスペシャリスト協会）

ダイエットノートの書き方

20 18 年　4 月

日付	月（ 12日）	火（ 13日）
起床時間	6：45	7：15
就寝時間	11：00	0：15
起床時体重	58.3 kg	58.1 kg
朝食 （1日の割合4）	時間（ 7：15 ） 海苔　ウインナー ご飯　みそ汁 玄米茶	時間（ 7：30 ） 副菜　タマゴ　主菜 サンド 主食　汁物　紅茶
昼食 （1日の割合4）	時間（ 12：10 ） めかぶ　チキン 南蛮 おにぎり カフェ 1個　汁物　オレ	時間（ 12：10 ） ひじき　かに玉 煮物 ご飯　汁物　茶
夕食 （1日の割合2）	時間（ 20：30 ） 漬物　蒸し鶏 ご飯　豚汁　茶	時間（ 19：30 ） トマト　焼売 サラダ　3個 ご飯　春雨 スープ　茶
間食	時間（ 15：00 ） ハイカカオ チョコ2個	時間（　：　） なし
プラスポイント	￦ ご ル わ や さ い V	￦ ご に ￦ V A し い
マイナスポイント	菓子 揚 清涼 酒	菓子 揚 清涼 酒
ポイント合計	4 p	6 p
一言	野菜が 少なかった	間食を 我慢できた

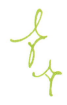

毎日記録して
キレイにやせましょう

体重を記録
体重を1日1回同じ時間に測る習慣をつけましょう。

食事内容を全部記録
食事内容を書き出し、そのメニューの材料を思い出すことで、甘い物の食べ過ぎなどの問題に気づき改善しましょう。

間食も全部記入
食べたいときには、食べてもよい食材を上手に摂りましょう。

ダイエットポイントをチェック
食べた食材でダイエットによいものはプラスポイント。よくないものはマイナスポイントで計算しましょう。

1日の食生活を振り返り一言
気がついたことを記入し、日々の食事の意識を変えましょう。

20   年   月

日付	月 (日)	火 (日)	水 (日)
起床時間	:	:	:
就寝時間	:	:	:
起床時体重	kg	kg	kg
朝食 (1日の割合 4)	時間 (:) 副菜 主菜 主食 汁物 飲	時間 (:) 副菜 主菜 主食 汁物 飲	時間 (:) 副菜 主菜 主食 汁物 飲
昼食 (1日の割合 4)	時間 (:) 副菜 主菜 主食 汁物 飲	時間 (:) 副菜 主菜 主食 汁物 飲	時間 (:) 副菜 主菜 主食 汁物 飲
夕食 (1日の割合 2)	時間 (:) 副菜 主菜 主食 汁物 飲	時間 (:) 副菜 主菜 主食 汁物 飲	時間 (:) 副菜 主菜 主食 汁物 飲
間食	時間 (:)	時間 (:)	時間 (:)
プラスポイント	ま ご に わ や さ し い	ま ご に わ や さ し い	ま ご に わ や さ し い
マイナスポイント	菓子 揚 清涼 酒	菓子 揚 清涼 酒	菓子 揚 清涼 酒
ポイント合計	p	p	p
一言			

木（　日）	金（　日）	土（　日）	日（　日）
：	：	：	：
：	：	：	：
kg	kg	kg	kg
時間（　：　）	時間（　：　）	時間（　：　）	時間（　：　）
副菜　主菜　主食　汁物　飲	副菜　主菜　主食　汁物　飲	副菜　主菜　主食　汁物　飲	副菜　主菜　主食　汁物　飲
時間（　：　）	時間（　：　）	時間（　：　）	時間（　：　）
副菜　主菜　主食　汁物　飲	副菜　主菜　主食　汁物　飲	副菜　主菜　主食　汁物　飲	副菜　主菜　主食　汁物　飲
時間（　：　）	時間（　：　）	時間（　：　）	時間（　：　）
副菜　主菜　主食　汁物　飲	副菜　主菜　主食　汁物　飲	副菜　主菜　主食　汁物　飲	副菜　主菜　主食　汁物　飲
時間（　：　）	時間（　：　）	時間（　：　）	時間（　：　）
まごにわ　やさしい	まごにわ　やさしい	まごにわ　やさしい	まごにわ　やさしい
菓子　揚　清涼　酒	菓子　揚　清涼　酒	菓子　揚　清涼　酒	菓子　揚　清涼　酒
p	p	p	p

おわりに

　最後までお読みいただきありがとうございます。

　いかがでしたでしょうか。

　料理に不慣れな方でも「これなら私にもできそう」と思われたのではないでしょうか。

　ここにあげた40のレシピの半分でもいいので、まずは作ってみてください。

　実際に作ってみれば、だいたいの要領がわかってきます。

　食材を別のものに代えたり、調理法や味付けをアレンジすることも簡単にできるようになり、レシピの数は無限に広がります。

　自分流ダイエットレシピを作って、それを普段の食生活で生かしてください。

　「ダイエットレシピ」となっていますが、このレシピは、ただ"やせるため"だけのものではありません。

　こういう食事をずっと続けていれば、太らずにずっと"健康"＋"キレイ"でいられるということなのです。

　この本を手にとってくださったすべての女性が、健康に美しくなることを、そしてその人生が素晴らしいものになることを心から願っています。

著者

著者紹介

隅垣 麻理子 Mariko Sumigaki

骨盤ダイエット専門サロンバリュー代表。柔道整復師。
整骨院に勤務後、2009年に自身の整骨院を開院。体重増加に悩む患者さんのためダイエットの研究を始め、PCL骨盤ダイエットを開発。2013年に骨盤ダイエット専門サロンバリューを開業。バリュー独自のノウハウによって、多くの女性のダイエットや産後の体質変化の悩みを解決し、その実績はすでに1万人を越える。2児の母でもある。

［骨盤ダイエット専門サロンバリュー］
URL：http://www.value-beauty.com/

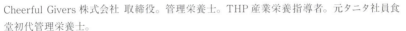

● 食事指導・レシピ作成
後藤 恭子 Kyoko Goto

Cheerful Givers 株式会社 取締役。管理栄養士。THP産業栄養指導者。元タニタ社員食堂初代管理栄養士。
40余年にわたり、企業・病院・銀行・福祉施設等において栄養・減量指導、生活習慣改善方法、小児肥満、栄養士育成、冷凍食品開発などに携わる。現在は長年培ってきた経験や指導法をもとに、「正しいダイエットとは」「生活習慣病予防法」「親と子の食育」「素敵なシニアライフを送るための食習慣」などの講演を全国展開している。
著書に『太らない7つの法則』『教えて！後藤さん「もうダイエットは必要ない」って本当ですか？』『ひとめでわかる100kcalダイエット』等がある。

● 監修
永田 孝行 Takayuki Nagata

医学博士。ACSM（アメリカスポーツ医学会）公認EP-C。一般社団法人日本ダイエットスペシャリスト協会（JDSA）理事長。株式会社TNヘルスプロジェクト代表取締役。
生活習慣病予防と改善の食事療法としてGI値に着目、2001年に「低インシュリンダイエット」を提唱。現在は、多くの企業で社員の健康・保健指導や商品開発、その他コンサルティング等に携わり、またJDSAにおいてダイエット指導者の育成に尽力している。

まごにわやさしい 簡単ダイエットレシピ BEST40

2018 年 7 月 10 日　初版　第 1 刷　発行
著　者　　隅垣 麻理子
発行者　　安田 喜根
発行所　　株式会社 評言社
　　　　　東京都千代田区神田小川町 2-3-13
　　　　　M&C ビル 3 F（〒 101-0052）
　　　　　TEL 03-5280-2550（代表）
　　　　　http://www.hyogensha.co.jp
印　刷　　㈱シナノ パブリッシング プレス
装丁・本文デザイン　熊谷有紗（株式会社オセロ）

©Mariko SUMIGAKI 2018, Printed in Japan
ISBN978-4-8282-0595-3　C0077
定価はカバーに表示してあります。
落丁本・乱丁本の場合はお取り替えいたします。